이 책은 고려대학교 미래성장연구소에서 주관하는
미래성장최고지도자과정(FELP) 7기 원우이자 종양 전공자인
박 종 훈 고려대학교 의과대학 교수의 오랜 기간에 걸친
임상 경험을 온전히 마음에 담아
환자와 그 가족들을 위해 쓴 책입니다.

이 책의 소중한 뜻을 널리 알리기 위하여
고려대학교 미래성장최고지도자과정(FELP) 7기 부회장인
김 원 경 ㈜건영 부회장께서 후원해주셨습니다.

암 전문의 박종훈 교수의 고백

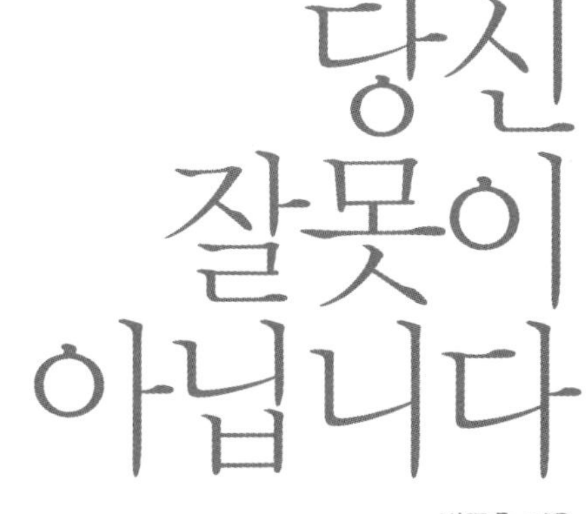

당신 잘못이 아닙니다

박종훈 지음

JOYOON Communications

길을 잘 못 든 의사 선생님

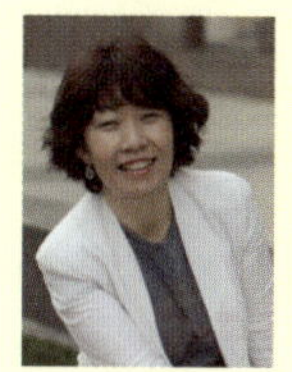

김미경 기획자

박종훈 교수를 다시 만난 건 2013년 대학교 입학 30주년 행사를 준비하던 그 해 봄이었다. 왠지 낯이 많이 익다 싶어서 기억을 거슬러 더듬어 보니 스무살 대학 갓 입학하던 시절 애기능 쪽에 있던 그의 캠퍼스를 떠나 늘 여학생이 많은 문과대가 가까이 있는 교양관 주위를 배회하던, 청바지에 눈이 동그란 약간은 날티도 풍기던 얼굴의 종훈이가 떠올랐다. 이제는 어엿한 의사 선생님이자 교수님으로 변신한 그를 보니 반갑기도 하고 세월의 막강한 힘을 느끼기도 했지만 소박하고 유머스럽고 따뜻했던 그 모습이 그대로라는 게 참으로 신기했다.

동기들 몇이 어울려 청계산 산행을 마치고 집으로

돌아오는 전철에서 그가 내게 조심스럽게 자신의 이야기를 풀어 놓기 시작했다.

"많은 사람들이 암 투병을 하고 이겨낸 이야기들을 책으로 많이들 내잖아. 나는 사실 못 고친 환자들도 많아.난 그 얘기가 참 하고 싶다. 결국 최선을 다해도 할 수 없는 어떤 운명 같은 것들,그 과정 속에서 사람들이 자신이 뭘 잘 못해서 암에 걸렸나 하는 자괴감들…그게 누군 잘하고 누군 잘못해서 그런 게 아니라는 것도 알려주고 싶어. 또 죽음을 담담하게 받아들이게 하는 것도 난 하나의 치료라고 생각하고 싶거든…"

안경 너머로 너무도 초롱한 눈망울을 빛내며 자신의 경험담을 진지하게 쏟아내는 그 모습을 보며 나는 다시 스무살 시절의 젊은 종훈이를 느낄 수 있었다. 아니 진정 자기 삶을 성실하게 잘 살아온 지천명의 어른이로구나... 하는 존경심을 갖게 되었다고나 할까. 일단 박교수가 자신이 정리해 놓은 원고를 보내주고 나는 그걸 검토해 주는 걸로 우리의 일을 시작해 보기로 약속을 한 며칠 후, 그의 원고를 받고서 나는 내가 손댈 것이 없다는 걸 깨달았다. 문장이 너무도 거칠어서 손볼 곳이 많아 책으로 낼 수 있겠는지 검토, 수정해봐 달라는 것이 내 역할이었는데, 너무도 진솔해서 마치 상처에 소금을 뿌리는 것 같은 그 아픈 심정, 그리고 환자들을 대하는 생살 그대로의 그 고통, 그리고 그걸 치유라도 하듯이 따뜻하고 소박하고 꾸밈없는 그의 어투를 내가 과연 손댈 수 있을까... 아니 손 댈 필요가 있을까 하는 것이 그의 원고 앞에서 느낀 나의 첫번째 인상이었다.

문장이 어떠하든 간에 한 장 한 장 초고를 넘기면서 나는 그의 의사로서라기 보다 인간적 면모에 완전히 매료되었다. 그가 얼마나 많은 병을 치료했고, 얼마나 많은 명성을 갖고 있는지 나는 전혀 모른다. 그저 그가 갖고 있는 환자들에 대한 기본적인 생각, 그리고 단순히 의사라는 직업을 뛰어 넘어서 인간을 바라보는 그 태도들이 때론 소년같이, 때론 인생을 달관한 어르신같이 하나하나의 에피소드를 통해 내게 절절히 느껴지면서 그림들이 그려지는 것 같았다.

자기가 치료하지 못한 환자의 문상을 가서 펑펑 우는 형님, 빼빼로데이에 환자들에게 빼빼로를 선물하는 아저씨,

환자들하고 수시로 문자 소통을 하느라 정신 없는 헐랭이. 때론 아까운 사람들을 먼저 데려가는 하느님이 미워서 하늘에 대고 주먹질하는 철부지. 그러나 암과의 전투에서는 한치의 양보도 없는 전사의 역할까지. 그가 들려준 이야기들 속에서 인간 박종훈은 단 한 사람이지만 그 여러 명의 박종훈을 발견할 수 있었다는 게 나에게는 너무도 큰 감동이었다.

"책으로 낼만한 꺼리가 되겠니?" 조심스레 묻는 그에게 나는 아무 말 없이 엄지 손가락을 쓰윽 올려서 대답을 대신했다. "들려주고 싶다. 설명하거나 가르쳐 주고 싶은 게 아니라 조곤조곤 내 귀에 대고 속삭이는 의사 선생님의 따뜻하고 다정한 이야기를 세상의 고통받는 환자들에게 들려 주고 싶다. 그리고 그의 작업에 나도 뭔가 도움이 되고 싶다."

올려진 엄지 손가락에는 그 많은 의미가 함축되어 있었고 그도 그걸 감지한 듯 했다. 그렇게 시작한 원고 정리, 그리고 책을 만들어 내는 기획 과정을 거치면서 옆에서 관찰한 그는, 잘못된 수혈 문제를 바로잡아 보자고 만나는 사람들마다 침을 튀기며 설명을 하는 선동가이기도하다가, 북한인권 정보

센터 일에 대해 심각하게 고민하는 사회 운동가이기도 하다가, 환자 생각에 밥 먹고 입 닦는 것도 잊은 채 수술 잡혔다고 튀어 나가는 진짜 의사 선생님이기도 했다. 어느 이름으로도 박종훈을 대표할 수 없다.

"저렇게 세상에 대한 열정이 넘치고, 저렇게 사람에 대한 사랑과 세상에 대한 의협심이 많은데...

길을 잘못 들었을지도 몰라."

이렇게 생각하다가도 진정 의사 선생님이 가져야할 소양을 그라면 확실히 갖고 있구나 하는 확신이 드는 걸 보면 말이다.

아무튼 그러한 과정을 거쳐 이제 그의 이야기가 한 권의 책으로 엮여 세상에 선을 보인다. 단순히 한 의사 선생님의 치료기가 아니라 그의 인간애와 철학을 통해 병상에 누워있는 환자, 또는 그 가족들, 또 병과 맞닥뜨릴 수 있는 세상 그 누군가에게 훈훈한 빛을 선물할 수 있으면 좋겠다는 소박한 마음으로…

기획자라는 이름으로 그와 함께 좋은 계절 가을에 이 아름다운 작업에 동참할 수 있었다는 것이 내게는 평생 잊지 못할 멋진 선물임에 감사드린다.

추천사

포기하지 않는 삶의 아름다움

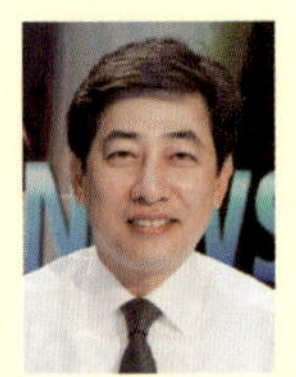

김성준 SBS 8뉴스 앵커

동갑내기 친구인 박종훈 교수는 그냥 툭 던지는 사람이다. 처음 만났을 때부터 그랬다. 아무런 탐색도 없이 툭 던진 "동갑이니까 말 놓지". 이 한 마디로 우리 관계를 규정해 버렸다. 대학의 대외홍보를 책임지는 보직을 맡았을 때도 한참을 지나서야 만난 자리에서 "나 홍보 맡았다. 너 기자니까 도와주라". 이렇게 툭 통보하고 그만이었다. 그는 정부의 의료정책이나 의학계 현안에 대해 기고를 하거나 방송에 출연해 소신을 밝힐 때도 어떤 파장이 일지 고민하지 않고 툭 던져버린다. 그래서 반대하는 사람들의 원성을 사거나 당국자들로부터 볼멘소리를 듣기도 한다.

그런 박종훈이 급기야는 자신의 첫 저서마저 툭 던져버리고 말았다. 의사가 치료에 성공한 환자 이야기가 아니고 완치되지 못해서 생을 마감한 환자의 이야기를, 그것도 생애 처음으로 내놓는 책의 소재로 삼았다. 한숨이 나왔다. 세상 돌아가는 물정과 대중의 정서를 자기보다 조금은 더 안다는 내게 미리 아이디어라도 알려줬으면 당연히 말렸을 걸. 이번에도 일을 벌려 놓고 나서야 통보하니 대책이 없다. "뜬금없이 무슨 죽는 소린지 몇 페이지라도 보내봐." 그래서 미리 엿본 박종훈의 이야기는 뜻밖에도 나쁘지 않았다. 번번이 툭 던져서 성공을 거두고 마는 박종훈의 스타일이 또 다시 먹히는 걸까? 죽음을 맞은 암환자들의 이야기를 읽는데 마음이 편하다. 남의 죽음이 기억하고 싶은 스토리로 다가온다. 심지어는 내가 용서받는 느낌까지 들었다.

오래 전 돌아가신 내 어머니, 내 할머니가 생각났다. 어머니는 암과 싸우시면서 초등학생이었던 아들을 챙기러 집과 학교를 동분서주하셨다. 항암치료 때문에 머리카락 한 올 없는 머리를 가리려고 모자를 눌러 쓴 채로였다. 난 그게 철없이, 아주 조금 부끄러웠다. 할머니는 지금부터 25년 전 팔순에 대장암 수술을 받으셨다. 당시만 해도 고령에 위험한 수술이라고 주저하는 의사들을 직접 재촉하셨다. 이유는 간단했다. "우리 손자가 손주 낳는 걸 보고 죽어야겠다." 할머니는 손자가 낳은 손녀가 자라서 세발자전거 타는 모습까지 보고서야 돌아가셨다. 먼저 세상을 떠난 딸을 대신해 딸의 아들을 키우고 돌봐주신 할머니의 임종을 나는 기자 일이 바쁘다는 이유로 지키지 못했다.

박종훈의 글을 읽으면서 그 기억들이 되살아났다. '암으로 세상을 떠난 분들의 삶이 결코 암을 극복한 분들의 삶에 뒤지지 않는다.' 는 저자의 말이 고마웠다. 그는 결국 성공한 최선과 성공하지 못한 최선이 나란히 위대하다고 주장하려는 것이다. 포기하지 않는 삶의 아름다움. 이걸 외치고 싶었던 것이리라. 싸워야 할 상대가 꼭 암이 아니라도 좋다. 암 대신 삶의 궤적을 위협하는 어떤 적을 대입해도 결론은 마찬가지다. 그 적과 싸우든, 친하게 지내든, 결국 적 때문에 세상을 떠나게 되든, 마지막 순간까지 최선을 다하는 삶에 대해 저자는 지금 정자세로 거수경례하고 있다.

서문

의사 생활을 한 지도 어언 25년째 접어들었다. 이제는 머리카락도 제법 흰머리가 대세일 정도다. 동기 의사들이 수술할 때 시야가 잘 안 보인다고, 노안이 왔다고 할 때도 나는 괜찮아서 남의 이야기로만 생각했었는데 어느 날 술자리에서 앞에 놓인 소주병의 자잘한 글씨가 잘 안 보여서 이상하다 싶었다. 안경 벗고 다시 보라는 동기들 말대로 해보니 더 잘 보인다. 영락없는 노안이다. 이런 일이 생긴 지도 오래 전 일이다. 생각해보니 수술실이 요즘 좀 어둡다는 생각을 했는데 그것도 노안의 영향이라고 한다. 나이 먹었다고 폼 잡으려는 것이 아니라 사실이 그렇다는 것이다. 사진을 찍어도 이상하게 마음에 드는 사진이 없어서 왜 그런가? 했더니 나이 들어서 그렇다는 것이다. 예전에 어른들이 사진 찍자고 하면 한사코 손사래를 치던 이유를 이제야 알 것 같다. 제자들이 주례를 서달라고 하는 상황에서는 그야말로 헛웃음이 난다. 벌써 그렇게 되었나 하는 생각에 말이다. 아무튼 오십에 들어서니 이래저래 생각도 많아진다. 자서전을 낼 나이는 아니고 그만한 위치의 사람도 아니지만 자꾸 걸어온 길을 돌아보게 되고 가야할 길에 대해서도 생각하게 된다.

남들은 내 직업이 무척 보람 있는 것이라면서 얼마나 좋으냐고 한다. 환자와 보호자들도 종종 그런 말을 한다. 그럴 때 마다 정말 보람 있나? 라는 생각을 한다. 치료가 잘 돼서 잘 사는 환자분들을 보면 흐뭇하기는 하지만 그렇다고 '정말 보람 있는 직업이야. 선택 너무 잘했어' 라고 생각할 정도는 아니다. 대한민국에서 의사로 사는 것이 녹록지 않은 일이기 때문이다. 아니 세상 어느 곳에서건 의사로 사는 것이 쉽지는 않은 일이다. 내가 부러워하는 직업 가운데 기관사가 있다. 매일 기차를 몰면서 바라보는 자연풍경이 얼마나 멋질까? 라는 생각에서다. 이 말을 들으면 기관사님들이 뭐라고 할까? 한번 해봐라 그게 즐거운가라는 말을 하시겠지? 예전에 일본 영화 철도원(일본 원제는 뽀뽀야던가?)을 보면서 그런 생각을 한 것 같다. 생각해 보면 세상에 만족스러운 직업은 없지 싶다.

의사가 된 것은 대학 진학을 고민하던 고등학교 3학년 때 집안 형편도 어려우니 의사가 돼야 한다는 어머니 말씀에 그냥 별 생각 없이 의과대학에 원서를 낸 것이 이유의 전부다. 뭐 애당초 대단한 보람도 사명감도 크게 있을 리가 없었다. 때로는 보람은커녕 치료가 잘 못 되었다고 항의하는 분들 앞에서는 한 없이 초라하고 왜 했나하는 후회스러운 직업일 뿐이다. 푸념 같지만 아마 의사라는 직업만큼 스트레스를 많이 받는 직업도 드물지 않을까 싶다.

그렇다고 스트레스 때문에 의사들이 술을 가까이 한다는 말은 거짓말이다. 심지어 피를 보는 외과 의사들은 피비린내를 없애기 위해서 술을 많이 마신다고 하기도한다. 말도 안 되는 거짓말이다. 보람과 사명감으로 충만하지 않다고 해서 환자를 대충 치료한다는 의미는 아니다. 한 환자 한 환자가 소중하고 나름 열성을 다해서 진료하는 것은 당연한 일이고 실제로 그렇게 하고 있다고 생각한다. 그럼에도 불구하고 굳이 보람 있는 직업을 가져서 얼마나 좋냐는 그런 질문에는 그렇다는 것이다. 돌이켜보면 내가 이렇게 시니컬해 진 것은 전공이 정형외과 가운데 종양학이기 때문인 것 같다. 생명과 직결되지 않는 환자들을 치료하는 다른 정형외과 의사들과 달리 암 환자가 주 대상이다 보니 보람을 찾기보다 저 세상으로 보낸 환자분들에 대한 미안함이 더 깊어서 그런지도 모르겠다. 예전에 어떤 교수님이 당신이 수술했는데 병원에 다시 찾아오지 않는 환자들을 치료가 잘 된 그룹으로 분류해서 논문을 쓰는 것을 본 적이 있다. 당연히 말도 안 되는 일이지만 다른 전공의 의사들이 다시 자기에게 오지 않는 것을 문제가 없으니까 오지 않는 것이라는 식으로 불편하게 생각하지 않는 것에 비해 내 경우는 다르다. 내 환자들은 문제가 있건 없건 반드시 다시 온다. 그런데 다시 안 온다는 것은 대개의 경우 사망했음을 의미한다. 그러니 내가 밝은 마음으로 보람을 갖고 이 일을 하기에는 여건이 허락하지 않는다. 아무튼 그저 의사라는 직업을 가진 평범한 전문인으로서 그렇게 살아왔는데 언젠가 유명한 스님의 인생에 관한 법문을 듣고 난 후 스스로에게 너무 놀랐다. 함께 들은 사람들은 모두들 참 좋은 법문이었다고 하는데 나는 아무런 감흥이 없는 것이다. 삶에 대해서 무척이나 덤덤한 사람이 되 버린 것이다. 종교에 대해서도 심드렁해지고 인생에 대해서는 시니컬해졌다. 이렇다 보니 심지어는 건강 강좌에 가서 한다는 소리가 너무 오래 살려고 노력하지 말라는 소리나 하게 되었다. 병을 치료해야 할 사람이 운명 타령이나 하고 있으니 스스로가 생각해도 한심하다.

암과 관련된 책은 너무도 많다. 서점에 가서 건강 코너의 진열대에 놓여있는 책들을 보면 암을 어떻게 극복했는지에 대한 사례를 엮은 것들이 수두룩하다. 어떻게 극복을 했는지 어떻게 하면 극복할 수 있는지 성공한 사례들에 대한 이야기들이다. 나는 이런 책들을 잘 읽지도 않고 환자들이 그런 책을 보는 것을 권하지도 않는다. 왜냐하면 암을 극복한 경우는 많은 암환자 가운데 소수이거나 또는 본인에게는 심각한 암이었지만 평균적으로 완치가 잘 되는 암이었기 때문이다. 상당수의 내 환자들은 암을 이기지 못했는데 그렇다면 내 환자들은 노력을 하지 않았다는 뜻인가? 결코 그렇지 않았는데 그런 식의 해석을 할까 걱정이다. 내가 보는 암은 노력만으로 극복되지는 않는다. 암이란 것이 무슨 음식을 먹고 어떤 운동을 하고 무엇을 가리는 등의 노력을 해서 극복되는 것이 아니다. 물론 노력하는 것이 치료에 도움은 될 수 있을 수 있어도 분명한 것은 음식을 가려 먹고 운동을 열심히 하는 것으로 완치가 보장되는 것은 아니라는 말이다. 그런데 책에 보면 그렇게들 말한다. 암에 걸린 것도 억울한데 그리고 치료하기도 버거운데 극복하지 못하면 부지런하지 못한 나의 책임처럼 느껴질 수 있는 책들의 범람 속에서 나는 그냥 평범하게 살다 남보다 조금 일찍 갈 수밖에 없는 상황도 때로는 받아들였으면 하는 바람에서 글을 쓰기로 마음먹었다. 명대로 살지 못한 것은 그 누구의 잘못도 아니다. 암을 극복한 분들은 아니지만 성실하게 치료 받고 남보다 먼저 가신 분들의 이야기다.

오랜 시간이 지나도 기억나는 환자들이 있다. 가슴에 묻어두고 말 일들인데 언젠가부터 글로 남기고 싶다는 생각이 들었다. 왜냐하면 그분들이 암을 극복한 분들의 영광에는 못 미칠지언즉 성실했던 삶은 절대로 뒤지지 않기 때문이다. 암은 정말 교활하다. 그래서 암 치료를 때로는 전쟁을 치르는 기분이 든다. 누가 이기나 보자고 달겨드는 것 같은 암. 전쟁터 같은 상황 속에서도 담담히 평범한 일상을 살아 낼 수 밖에 없는 내 자신과 환자들의 이야기를 할까 한다.

.1

멋쟁이 영은 씨

내 나이쯤 되면 반은 관상쟁이가 된다.

척 보면 환자의 인품과 성격 등이

보이기도 한다.

본문

중에서

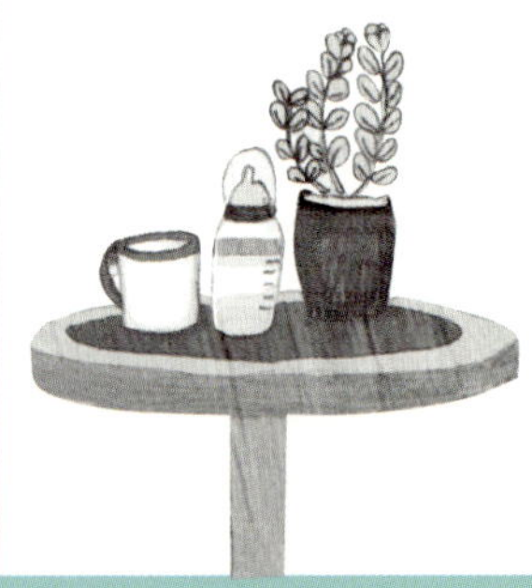

멋쟁이 영은 씨

삭막하기만 할 것 같은 병원에도 어김없이 봄은 찾아온다. 하지만 진료실과 강의실을 오가면서도 간혹 뺨을 스치는 훈풍으로만 계절을 느낄 뿐이다. 나무들마다 새순을 내보이며 연초록 초롱을 달기 시작하는 봄의 빛깔을 눈으로 즐긴다는 건 우리 같은 직업을 가진 사람들에게는 과한 호사라고밖에 말할 수가 없다. 그렇지만 간혹 땅을 뚫고 올라오는 발밑의 작은 새싹이 눈에 뜨이기라도 하는 날이면 새 생명 탄생의 경이로움을 가장 원초적으로 보여주는 자연의 신비에 새삼스레 감탄사를 연발하고는 한다.

그런 새봄 어느 날. 아직은 싱그러운 봄 처녀 같은 20대 초중반의 젊은 여성이 어머니와 함께 진료실을 찾아왔다. 다른 병원에서 이미 암일 수도 있다는 말을 들어서인지 두 모녀 매우 긴장된 표정으로 안절부절못하는 모습을 감추지 못했다. 왼쪽 팔꿈치 위를 내보이는데 근육 내에 달걀만큼 자란 혹이 만져진다. 만져보니 단단하다. 그리고 다른 병원에서 이미 촬영한 MRI를 보니 심상치가 않았다.

"환자분 직업이 뭐예요?"

대뜸 직업부터 묻는 내가 이상했던지 오히려 환자가 의아해 하며 반문한다.

"왜요? 선생님."

왜 그런 질문을 했는지 나도 모르겠지만, 이미 마음속으로는 최악의 경우가 있을 수도 있다는 판단을 했던 것 같다. 암으로 확진해서 수술을 하게 되면 아마도 신경의 일부가 손상될 가능성이 있고 그렇게 되면 팔이나 손을 쓰는 직업인 경우 치명적이기 때문이다.

"네일 아티스트예요."

다른 사람들의 손톱을 예쁘게 단장해주는 무엇보다 손의 기능이 가장 중요한 직업을 가지고 있단다. 난감해 하는 내 표정을 읽었는지 오히려 그녀가 별일이야 있겠냐며 착한 표정으로 배시시 웃는다.

입원을 시키고 조직검사를 하고 결과를 기다리는 중에도 이상하게 유난히 그 젊은 여성 환자에게 마음이 쓰였다. 뭔가 애잔한 그런 기분이다. 내 나이쯤 되면 반은 관상쟁이가 된다. 척보면 환자의 인품과 성격 등이 보이기도 한다. 시기적으로 막 새순이 돋는 계절이어서 그런지 어쩌면 저 젊디 젊은 환자에게는 나쁜 병이 생기지 않을지도 모른다는 일종의 미신 같은 느낌마저 강하게 들었다. 세상의 모든 젊은 생명들이 이제 피어나기 시작하는데 그녀 혼자만 큰 병과 싸워야 한다는 선고는 정말 내리고 싶지 않았다.

하지만 조직검사 결과는 참담했다. 포상연부육종(Alveolar Soft Part Sarcoma)이라는 병이다. 흔하지 않은 종양일 뿐 아니라, 대부분 진단 당시에 이미 폐로 전이가 되어서 치료가 아주 어렵다고 알려진 병이었다. 실제로 나는 이 환자 이전에 이 병으로 고생한 네 명의 환자를 치료하느라 안간힘을 썼었지만 결국 단 한 명도 살리지를 못했으니, 같은 병명의 환자를 바라보는 마음이 얼마나 무거웠는지 모른다. 평균

"얼마나 살 수 있나요? 수술하면 안 될 정도인가요?"
이럴 때 의사들이 무슨 대답을 해줄 수 있겠는가.
희망 사항만을 말할 수 있다면 얼마나 좋을까.
'수술하면 오래 사실 수 있습니다.'라고.

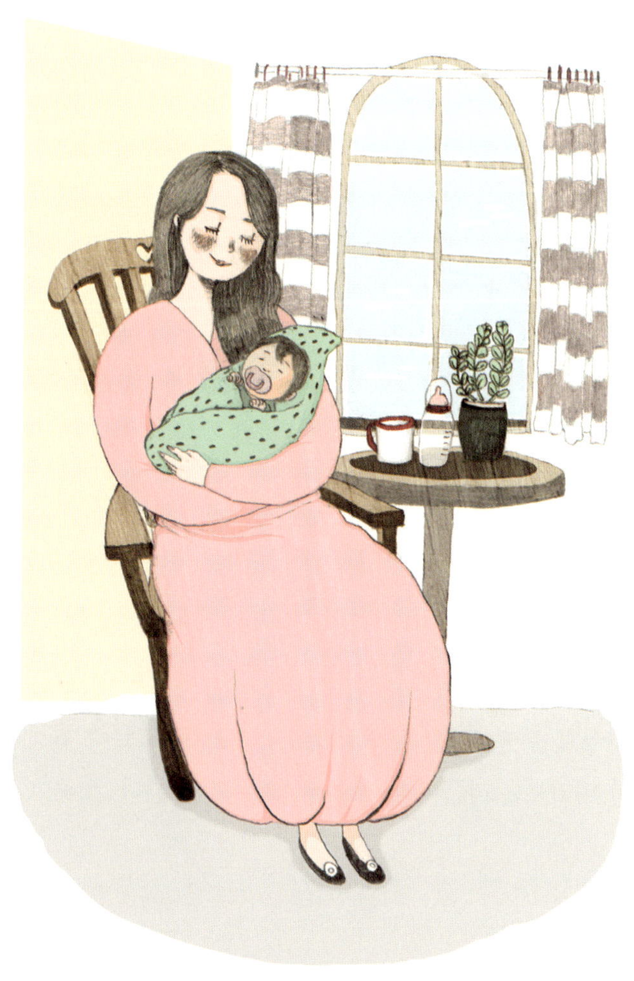

사망률이 80% 정도라고 알려져 있고 지금까지 4명을 잃었으니 이 환자는 확률적으로 살릴 수 있으려나?

수술이 시작되었고, 할 수 있는 한 광범위하게 종양을 제거하기로 했다.

하지만 이 못된 종양 범위 안에는 손의 기능에 아주 중요한 역할을 하는 신경 하나가 파묻혀있었다. 신경을 도려내고 나면 어디선가 덜 중요한 신경을 끊어 와서 이식을 해 줘야 하기 때문에 미세수술을 하는 교수와 함께 수술을 하게 되었다. 내가 종양과 함께 신경을 잘라내려 하자 그가 당황해 하며 묻는다.

"꼭 이렇게까지 해야 해?"

환자의 직업을 묻지 말걸 그랬다고 혼자 자책하며 괜히 애꿎은 동료 교수에게 나는 신경질적으로 대답했다.

"누구는 좋아서 이러는 줄 알아?"

다행히 수술은 성공적으로 잘 끝났다. 주요 신경까지 제거했는데도 불행 중 다행으로 손을 쓰는 데 그럭저럭 큰 불편함도 없다고 하니 감사할 일이고, 수술 부위도 깨끗하게 잘 나아서 환자는 만족한 상태로 퇴원을 했다. 하지만 내 마음 한 구석에 어딘가 모를 불안감은 완전히 떨쳐 버릴 수가 없었다.

지금까지의 경험으로 보면 이 종양은 수술 부위는 깨끗하다 하더라도 진단받고 1~2년 안에 폐로 전이가 돼서 생명을 잃는 경우가 많았기 때문이다.

그리고 그렇게 외래에서 한 몇 번을 보았나? 몇 개월이 지난 어느 날 그 환자로부터 이메일을 하나 받았다. 사랑하는 연인이 있었는데 곧 결혼도 하게 되었다는 굿 뉴스였다. 그런데 둘 사이에 아기가 생겼는데 어떻게 했으면 좋겠느냐는 내용이었다. 나는 단호하게 대답했다. 최소 2년 이내에는 아기를 가져서는 안 된다고. 대개 이 병에서는 앞서 말한 것처럼 초기에는 없던 전이가 2년 이내에 나타나 재발될 확률이 너무 컸기 때문이다. 사랑하는 사람과의 사이에 기대하던 아이가 생긴 것은 축하할 일이지만, 아기나 엄마 두 사람에게 너무 위험한 선택은 피하는 것이 좋겠다고 말투는 완곡하지만 내용은 절대 안 된다는 걸 재차 강조하고 또 강조했다.

그 당시에 환자가 아기를 출산하겠다고 결심하는 것은 사랑이라기보다는 내겐 철없는 욕심으로 느껴졌다. 자기 목숨도 제대로 지켜낼지 의문인 사람이, 아기까지 갖겠다고 하는 건 사랑이 아니라 집착이라고 여겨졌으니까. 만일 아기는 건강하게 태어났는데 엄마는 사망했다면 그건 아기에게 죄를 짓는 일이라는 생각에서 말이다. 어쩌면 환자는 본인이 사망할 수도 있다는 사실을 정확하게 인지하지 못하고 있는지도 모른다. 아무리 설명을 해도 사람은 누구나 자기중심적이기 때문에 본인은 예외일 것이라고 생각을 하는 경향이 있다.

그 후 바쁜 시간들이 흘러갔고 계절도 또 바뀌며 나도 그 환자에 대한 기억을 잊고 지낼 때쯤이었다, 어느 날 문자가 왔다. 그 환자였다. 내일 진료를 보고 싶다는 내용이었다. 동네 병원에 감기 치료를 하러 갔다가 가슴 사진을 찍었는데 큰 병원으로 가보라고 했단다. 나는 가슴이 철렁했다.

환자가 오자마자 가슴 CT를 촬영할 수 있도록 준비를 해놓고 기다리는데 그녀가 건강한 모습으로 진료실에 나타났다. 반가워할 시간도 없이 그녀가 안고 온 아이에게 눈이 간다. 건강한 아이다. 사실 상당히 당혹스러웠다. 기어코 아기를 낳았구나.

검사를 염두에 두고 아기를 봐줄 동네 아주머니 한 분을 동반하고 온 것으로 봐서 아이의 아빠에게 본인의 상태를 알리지 않은 것 같다.

검사를 마치자마자 서둘러 가슴 CT를 확인해 보니 폐의 군데군데에 전이된 종양이 마치 눈꽃이 핀 것처럼 보였다.

환자에게 무슨 말을 해야 할지 몰라 그저 황망히 모니터만을 들여다보고 있는 내게 그녀가 말한다.

"선생님. 그런 표정 짓지 마세요. 무서워요."

전에 그녀에게 암 선고를 내릴 때 내가 지었던 참담하고 당황스러운 똑같은 표정을 그녀가 보았던 모양이다.

"전이 된 것 같아요?"

어렵게 입을 뗀 내게 그녀가 다시 묻는다.

"얼마나 살 수 있나요? 수술하면 안 될 정도인가요?"

이럴 때 의사들이 무슨 대답을 해줄 수 있겠는가. 희망 사항만을 말할 수 있다면 얼마나 좋을까. '수술하면 오래 사실 수 있습니다.'라고.

"글쎄요. 워낙 퍼져 있어서 수술하기가 어려울 거 같네요. 이 상태면 한 1년 정도"

이렇게 말하면 쓰러지는 분도 있는데 그녀는 놀랍게도 얼굴이 평온해 보인다.

"아. 그래요. 수술하면 되지 않을까 기대는 했었는데. 그래도 다행이에요."

"네? 뭐가 다행이라는 거예요?"

"수술이 안 되면 몇 달 못 사는 거 아닌가. 걱정했었거든요."

그녀는 옆에 오히려 더 불안한 표정으로 서 있는 아주머니를 바라본다. 그 품에서 잘 자고 있는 아기의 얼굴을 나는 차마 쳐다보기가 어려웠다. 저 녀석. 그때 낳지 말라고 그리도 권유했건만, 결국 어쩔 거! 라는 마음의 소리만 맴돌 뿐.

가족들과 차후의 일정을 상의하겠다고 일어서서 아기를 받아 안고 진료실 문을 나가던 그녀가 잠깐 다시 돌아서서 나를 부른다.

"선생님, 참"

"?"

"그때 선생님 말 안 듣고 이 아이 낳은 거요"

뻔한 대답을 기대하는 내게 다음 그녀의 말은,

"… 참 잘한 것 같아요."

갑자기 뭔가 커다란 쇠망치로 머리를 쿵 맞은 것 같았다.

어색한 웃음으로 그녀를 돌려보내고 나는 한동안 다음 환자를 볼 수가 없었다.

잠시 창밖으로 눈을 돌린다.

그날 저녁, 퇴근길 내내 그녀의 마지막 말이 머릿속에서 뱅뱅 맴을 돈다.

"참 잘한 것 같아요."라는 말이.

망설이다 핸드폰을 꺼내 그녀에게 문자를 보냈다.

'아이가 참 예쁘더군요. 전에 아이 출산을 말렸던 것...
진심으로 사과합니다. 미안합니다.'라고.

.2

두 개의 병을 앓았던 용희

— 암 전문의 박종훈 교수의 고백 —

내가 떠나보낸 것도 아닌데

왜 자꾸 자책이 되는 것일까.

내가 이 일을 계속하는 한

또 이런 일을 겪어야만 하겠지..

하지만 제발 이런 일은

이제 그만이었으면 싶다.

본문

중에서

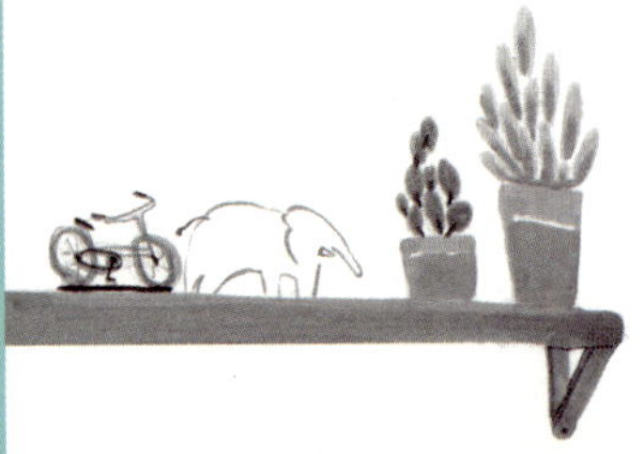

두 개의 병을 앓았던 용희

평소 관심을 갖고 있던 봉사 단체의 바자회가 있던 날이다. 아침부터 꽤 분주했다. 전날 수술한 환자의 상태도 보고 급하게 보내야 하는 칼럼도 하나 있어서 공휴일이지만 병원에 잠시 들러서 일을 마치고 바자회 장소로 떠나려는 순간 전화벨이 울린다. 10년 전 고등학생 때 골육종 진단을 받고 치료한 용희의 어머니다. 가슴이 철렁한다. 환자의 가족들이 이른 아침에 전화를 할 때는 뭔가 심각하고 중대한 일이 터질 때밖에는 없기 때문이다.

"오늘 아침에 우리 용희가 하늘나라로 갔습니다. 교수님은 알고 계셔야 할 것 같아서요. 하남에 있는 장례식장으로 옮기면서 전화 드리는 겁니다."

"아. 미치겠다!" 정말 이 말 한마디밖에 떠오르지 않는다. 뭔가 커다란 쇠뭉치가 가슴을 쾅하고 내려치는 것만 같았다. 너무도 가슴이 아프고 하느님에게 화가 난다.

용희를 처음 만난 것은 10년쯤 전이다. 체육 시간에 운동하다가 팔뼈가 부러졌는데 동네 병원에서 보니 부러진 모습이 이상하다고 해서 내게 보내졌던 환자다.

골육종! 뼈에 생기는 암 가운데 가장 대표적이고 많이 개선되기는 했지만 아직도 예후는 그다지 썩 좋지않은 종양이다. 조직검사를 하고 결과를 기다려 수술하고, 또 항암치료를 하고. 이 모든 과정을 용희는 정말 잘 견뎠다. 항암치료라는 것은 어지간한 사람은 웃으면서 받기 어려운 과정이다. 뱃속의 모든 것을 위아래로 쏟아내는 일은 다반사고, 걸핏하면 백혈구 수치가 낮아지면서 열이 나고 설사하고 그런 식이다. 머리카락이 빠지는 것은 당연하고. 말로는 다 표현할 수 없는 그 어렵고도 힘든 과정을 용희는 아주 씩씩하게 잘 이겨냈다. 옆에서 용희를 간호하며 힘들어하는 엄마 손을 꼭 잡고 미안해하며 다독이는 그 아이의 눈빛이 너무도 인상적이었던 아이, 늘 나을 수 있다는 희망을 가진 긍정적인 아이였다. 덕분에 수술 결과도 무척 좋았고 예후도 매우 깔끔했다. 상완골이라고 하는 위팔뼈를 침범했는데 종양을 제거하고 일반적으로 하는 인공물로 대체하는 것이 아니라, 자신의 비골이라는 다리뼈를 이식한 드문 경우였는데 아주 좋았다. 다른 암 환자들이 치료 과정이 힘들다고 호소할 때 용희 얘기를 예로 들면서 기운을 북돋아 줄 때도 많을 정도로 용희의 치료받는 태도는 매우 훌륭했다. 정기 검진 때마다 환하게 웃는 얼굴로 경과도 말하고, 최근에 본인이 자전거를 타기 시작했다는 얘기, 대학에 합격한 얘기, 아르바이트한 사연 등등을 조곤조곤 이야기하고 어머니 안부까지 전해주던 참 착한 학생이었다. 그렇게 암을 극복하고 건강한 여느 청년처럼 이 세상을 잘 살아낼 준비를 하고, 또 그만큼 의욕적으로 잘 지내는가 싶었다.

1년 전쯤 어느 날 복도를 걷다가 우연히 용희와 어머니를 만났다. 청바지와 셔츠 차림이 아닌 환자복 차림이었다. 백혈병 진단을 받았단다. 나 참. 뭐 이런 경우가 있나. 대상이 누구라고 할 것 없이 너무도 화가 났다. 분노가 치민다. 왜 저렇게 좋은 아이에게 두 번의 고난을 안겨 주시나. 용희는 대부분의 사람들이 평생 한 번이나 접할까 말까 한 무서운 암을 서른도 되기 전에 두 번이나 만난 것이다. 또 암과의 끔찍하고 힘겹고 끝이 잘 보이지 않는 지루한 전쟁이 시작되었다. 지긋지긋한 항암치료도 해내고 골수이식까지 했다. 다행히 경과가 좋다는 말도 전해 들었었다. 내 환자가 아니니까 내가 직접 돌볼 수는 없었지만 늘 용희에게 관심을 갖고 가끔 병실로 찾아가 보곤 했다. 그럴 때마다 용희는 그 특유의 긍정적인 마인드로 오히려 걱정하는 의사인 나를 위로까지 했었다. 의젓한 녀석이었다.

그러던 용희가 갑자기 중환자실로 내려갔다는 소식을 들었다. 1개월 전쯤이었다. 경과가 좋았는데 열이 나면서 패혈증세가 발생했다는 것이다. 내려가 보니 중환자 격리실에 누워있었다. 온몸에 온갖 장치를 걸고 지친 모습으로 누워있다.

'왜 이런 곳에서 저 아이를 다시 만나야 하나.'

망연자실하게 서 있는 나를 보고는 용희가 손짓을 한다. 뭐라고 하나 귀를 기울여 본다. 변을 봤는데 간호사를 불러달라고 힘겹게 말하는 것이었다. 미안하다는 말을 덧붙이면서...

'이 녀석아. 지금 미안하다는 말이 나오니?'

그 와중에 너무도 착하고 남을 배려하는 용희가 오히려 서운할 지경이었다.

'남 배려할 생각 말고 병마하고나 잘 싸울 것이지, 왜 또!' 라고 야단이라도 치고 싶은 심정이었지만 힘내라는 말밖에 내가 해줄 게 없다는 게 한심할 따름이었다.

그래... 용희는 누구에게나 따뜻하고 좋은 청년이었으니 당연히 슬퍼하는 친구들도 많았겠구나. 너희들의 착하고 선한 친구를 살려내지 못해 너무도 미안하구나.

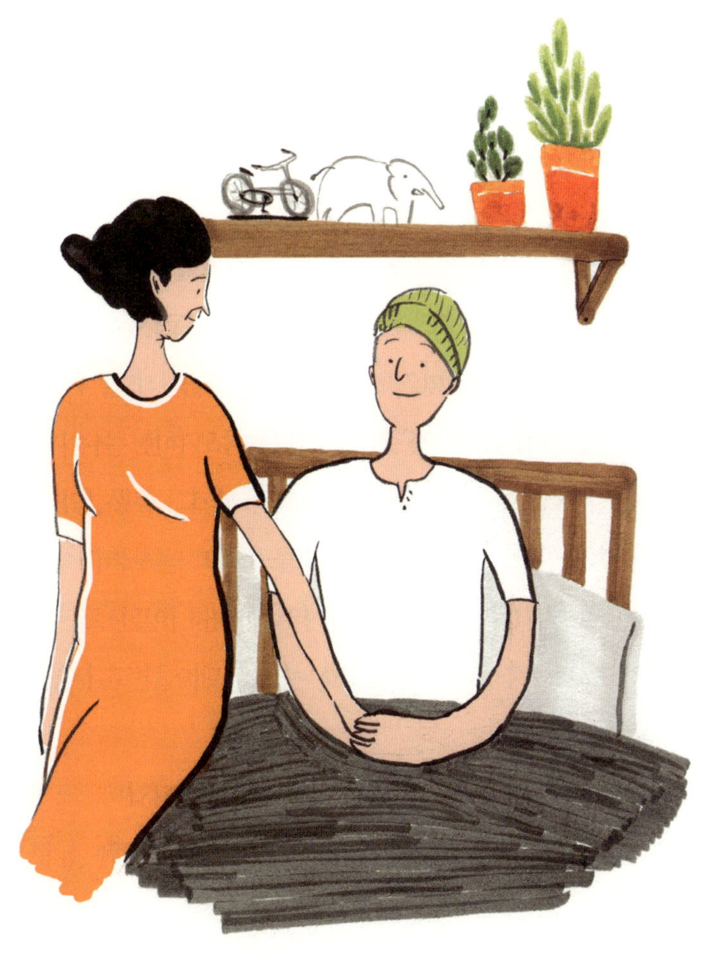

며칠이 지난 후 중환자실을 나와서 일반 격리 병동으로 옮겼다는 소식을 들었다.

다른 처리할 일들이 많아 정신없이 지내면서 가보지도 못하고 좋아지겠지... 라는 생각만 하고 있었는데 그 후로 차도를 보이지 못하고 떠난 것이다. 정신을 차려 보니 아직도 나는 전화기를 내려놓지도 못하고 있다.

용희의 미소가 어른거린다. 눈앞이 뿌옇다. 젊은 나이에 너무도 힘겨운 싸움을 했구나... 평생의 3분의 1 이상을 암과의 전쟁을 치르고, 패배하고, 그리고 그는 떠났다.

저세상으로 가기 사흘 전에는 염려하는 어머니에게 건강을 되찾겠다는 의지를 보이려고 침상에서도 운동을 열심히 했다고 한다. 항암치료를 하면서 운동이라니... 그러던 다음날, 웬일로 그렇게 밝고 긍정적이던 용희가 어머니에게 그냥 죽는 게 나을 것 같다는 말을 했다는 것이다. 너무 힘들다고... 그날 오후에 설사를 심하게 해서 대장 내시경을 했는데, 그 후로 기력을 회복 못 하더니 끝내 저녁 무렵에 의식을 잃고, 결국 새벽에 숨을 거두었다고 한다.

용희는 아주 선한 친구다. 의사인 나도 그의 긍정적인 사고와 강인한 정신력을 본받고 싶었고, 투병 중에서도 남을 배려하는 마음이 안쓰러울 정도였다. 고통 중에서도 나를 보면 얼마나 씩씩하게 위로하며 자신의 회복을 확신했는지 모른다. 늘 내게 감사 표시를 하면서... 그런 친구가 갔다.

영안실에는 용희의 친구로 보이는 또래의 20대 남녀들이 복도에 가득 모여 있었다. 눈시울을 붉히는 친구들의 모습도 보인다.

'그래... 용희는 누구에게나 따뜻하고 좋은 청년이었으니 당연히 슬퍼하는 친구들도 많았겠구나. 너희들의 착하고 선한 친구를 살려내지 못해 너무도 미안하구나.'

의사로서 면목이 없다. 정성스레 용희의 영정 사진에 인사를 하고 비통해하는 용희의 부모님에게 장례를 잘 치르시라는 말 밖에 무슨 위로의 말을 하랴.

장례식장 밖으로 나와서 하늘을 올려다본다. 더위도 한풀 꺾이고 산들바람이 살짝 머리카락을 스치고 지나간다. 이 좋은 계절에 나는 오늘 또 한 명의 소중한 남의 자식 하나를 젊은 나이에 잃었다. 내가 떠나보낸 것도 아닌데 왜 자꾸 자책이 되는 것일까. 내가 이 일을 계속하는 한 또 이런 일을 겪어야만 하겠지. 하지만 제발 이런 일은 이제 그만이었으면 싶다. 피할 수 없다면 즐겨야 한다지만, 이 일만은 절대 그렇게 즐길 수 있는 일이 아니지 않은가.

일주일 후 용희 어머님이 문자를 보내왔다. '교수님 덕분에 좋은 곳으로 잘 보냈습니다'라고. 그러고 보니 자식을 먼저 보내고 고마웠다는 문자를 보내는 분이 세 분으로 늘었다. 참 죄송스러운 일이다.

.3

암을 건드리면 죽는다?

암은 생각을 하는 것 같다. 아주 영악하다.

나는 종종 그렇게 느낀다.

대개는 별생각 없는 듯 보이지만

드물게 머리를 쓰는 놈들이

있다는 생각을 한다.

본문

중에서

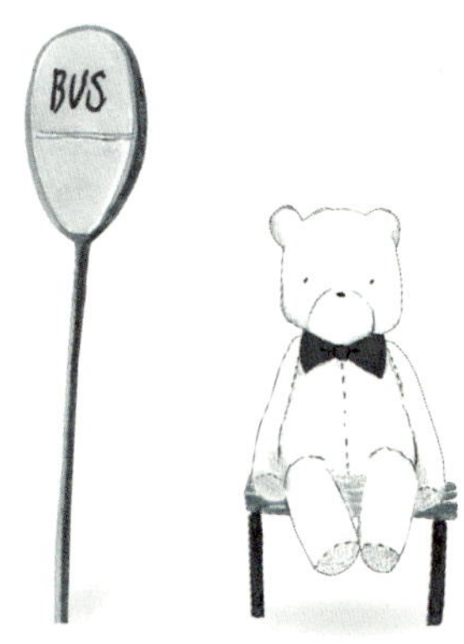

암을 건드리면 죽는다?

세간에는 '암을 건드리면 죽는다'라는 말이 있다. 연세 드신 분들 사이에서는 알려져 있는 말이다. 그럴까? 말도 안 되는 소리라고 생각했는데 암 환자를 치료하다 보니 이런 말이 생긴 이유를 알 것도 같다. 일리가 있는 경우가 있다. 물론 이 말이 과학적 연구에서 비롯된 말은 아닐 테지만 신기하게도 그런 경우가 꽤 있다. 아마도 오랜 경험에서 나온 말일 것이다.

그렇다면 왜 암 수술을 할까? 그냥 놔두지. 그래서 과학적이지는 않은 말이라는 것이다. 그저 그런 경우가 있다는 것이다. 암 치료를 하다 보면 암은 인간의 몸 안에 들어있는, 생각하는 에일리언 같다는 생각을 하게 될때가 종종 있다. 암이란 놈은 생각을 하는 것 같다. 아주 영악하다. 나는 종종 그렇게 느낀다. 대개는 별생각 없는 듯 보이지만 드물게 머리를 쓰는 놈들이 있다. 이런 말 하면 무슨 웃기는 소리냐고 할지 몰라도 간혹 치료하고 있는 환자의 몸에 있는 암이 마치 내게 "나하고 한 번 해 보자는 거야?"라고 도전하는 느낌이 든다. 그런 경우 수술을 하면 난리가 난다.

이런 것이다. 암은 인간의 몸 안에서 자기 세력을 유지하려는 성향이 있다. 아주 성질이 고약한 놈들은 예외적으로 정신 못 차리고 마구 날뛰다가 일찌감치 주인인 인간과 함께 몰락하지만 보통의 암들은 자기가 어느 정도 힘을 갖추기 전까지는 주인이 알아차리지 못할 정도로 조심스럽게 세력을 확장하다가 어느 정도 힘이 강해졌다고 생각되면 갑자기 몸집을 불리기 시작한다. 이때 암은 몸의 구석구석에 전이라는 방식으로 파견을 보내놓는데 사망에 이르게 하는 전이 세포의 탄생은 이런 과정에서 만들어진다. 흥미로운 것은 파견세력인 전이 암세포는 상당 기간 주력 암세포의 위세에 눌려서 조용히 아주 조용히 성장을 한다. 물론 언젠가는 거대 세력이 돼서 인간을 무너뜨리지만 이런 패턴을 그리는 와중에 자기에게 가장 유리한 방법으로 어느 정도의 세력을 유지하고 싶어 하는 속성을 보이는 경우가 있다. 만일 한 나라의 군대가 100만이면 주력이 70

만이고 나머지 30만은 요소요소에 배치하고 예비군을 두둣 운영한다. 그러다가 작전 실패로 주력 70만이 일순간에 궤멸되는 경우 예비 전력인 흩어져있던 30만이 급속도로 팽창해서 다시 100만을 유지하려고 하는데 암이 그런 궤적을 그린다. 뼈에 생긴 암도 그런 경우가 있는데 확인된 뼈의 암을 완전하게 제거하고 나면 전이되어서 조용히 숨죽이고 살던 세포들이 마구 난리를 치면서 전이된 장소에서 주력군을 만들려고 노력을 하고 결국 인간을 최악의 상태로 모는 경우가 있다. 그러니까 어차피 결과는 마찬가지겠지만 암을 수술하고 나면 전이 세력들의 급성장으로 인해 더욱 빠르게 악화되는 수도 있을 수 있다는 것이다.

이러한 논리는 모든 암에 적용되는 것은 아니니까 절대로 일반화해서는 안 되지만 그런 경우가 있다. 개별 암에서 수술 후 이런 상황이 올지 안 올지는 모르지만 수술을 한 후 나머지 암세포들이 준동을 하는 그 시기가 항암치료의 적기라는 것이 수술을 해야 하는 이유이기도 하다. 그러니 암 치료자의 입장에서는 고려해야 할 만한 조건들이 너무도 많은 것이다. 이미 폐로 전이가 된 암 환자를 수술하면서 환자와 보호자

암은 참 다양한 모습으로
나타난다. 온순한 녀석도 있고
아주 과격한 녀석도 있고. 도무지
어디로 튈지를 모르겠다.
그래서 암 치료가 어려운 것이다.

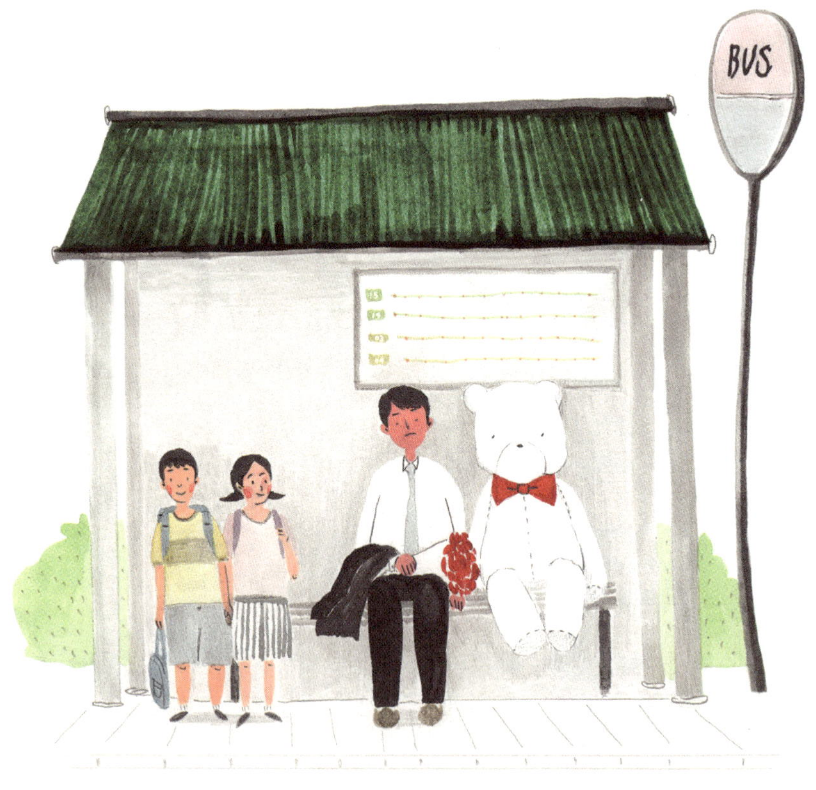

에게 '이 수술로 인해 상태가 더욱 악화되고 암세포가 온몸으로 빠르게 확산될 수도 있습니다'라는 설명을 하는 경우가 있는데 바로 그런 상황을 말하는 것이다. 실제로 그런 경험이 종종 있다.

내 환자는 아니었는데 1년간 대퇴골이라는 허벅지 뼈에 생긴 아주 커다란 골육종 환자가 있었다. 워낙 종양이 크고 폐에도 작은 전이가 몇 개 보여서 1년 내내 항암치료만 하고 수술은 하지 않고 두고 보고 있었는데 환자가 도저히 불편해서 안되겠다고 수술을 해 달라고 한다는 것이다. 허벅지에 커다란 수박 한 덩이를 달고 사는 셈이니 얼마나 불편하겠는가? 허벅지에 발생한 탓에 후유증으로 무릎이 펴지지 않는 것도 큰 문제였다.

동료 의사가 어떻게 할까를 고민하기에 다리를 제대로 사용하지도 못할 정도로 크고 1년간 조용히 정체하고 있었으니 한번 해 보는 게 어떻겠냐고 조언을 한 후 함께 수술을 했다. 그리고 보름 후부터 폐에 있던 작은 전이 암세포들이 난리를 치는데 이건 뭐 순식간에 눈보라 치듯이 폐를 점령해 버리는 것이다. 그때 나는 암의 무서운 독기를 느꼈다. 자신의 세력을 건드렸다고 분노하는 암의 모습.

암은 참 다양한 모습으로 나타난다. 온순한 녀석도 있고 아주 과격한 녀석도 있고. 도무지 어디로 튈지를 모르겠다. 그래서 암 치료가 어려운 것이다. 그 수술 이후 나는 비슷한 상황이 오면 미신과도 같이 '암을 건드리면 죽는다'는 말이 떠오른다. 다행히 똑같은 상황을 다시 맞지는 않았으니 '암을 건드리면 죽는다'라는 말이 늘 옳다는 것은 아닐 것이다. 그저 그런 경우가 있다는 말이다. 암은 참 예측 불허의 존재다.

.4

죽음 앞에서 의연할 수는 없다

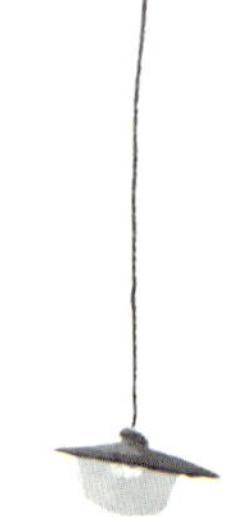

암 선고를 받고 완치가 어렵다는 말을 들으면

어떻게 하는 것이 가장 좋을까?

사람에 따라 다르므로 정답이 있을 수는 없다.

본문

중에서

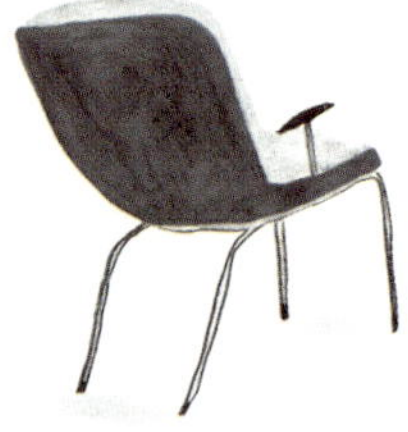

죽음 앞에서 의연할 수는 없다

과연 죽음 앞에서 의연한 사람이 있을까? 라는 생각을 종종 해 본다. 중환자실에서 모니터와 연결된 줄을 달고 온갖 기계 소리를 들으며 누워 계신 환자들을 보면서, 언젠가는 나 또한 저런 상황에서 세상을 마감하는 과정을 거칠 텐데 하는 생각이 들 때가 있다. 할 수만 있다면 피하고 싶다. 설마 나는 저렇게 되지 않고 편안하고 우아하게 죽게 되지는 않을까 하는 상상도 해본다. 이런 소리를 하니까 후배 가운데 한 친구는 말하기를, "형님, 중환자실에서 마지막을 맞이하는 것도 쉽지는 않을 거예요" 라고 한다. 하기는 그렇다. 자신의 마지막 운명을 조절할 수 있는 사람은 없으니까 죽음을 내 뜻대로 할 수는 없을 것이기 때문이다. 스스로 죽음을 선택하는 사람들이 간혹 있기는 하지만, 자살을 한 사람들을 검안해 본 경험이 있는 나로서는 그건 절대 아니라고 본다. 자기 죽음을 자기가 선택하는 것만큼 오만하고 주변에 상처가 되는 일이 또 있을까?

아무튼 요즘에는 이렇듯 죽음에 대한 생각을 하는 사람들이 늘어난 탓인지 심장이 정지되었을 때 적극적인 심폐소생술을 하지 말아 달라고 당부하는 말기 암 환자분들도 꽤 있다. 굳이 살리려고 노력하지 말아 달라는 것이다. 주렁주렁 줄을 달고 모니터 소리 울리는 가운데 의식도 없이 며칠 더 사는 것에 의미를 두고 싶지 않다는 것이다. 지금 같아서는 나도 그럴 것 같지만, 글쎄 막상 그 상황이 되면 과연 그럴 수 있을런지 나도 잘 모르겠다. 단 일분이라도 더 살고 싶은 것이 일반적인 인간의 마음이 아닐까? 욕심도 아닌 평범한 생각 말이다.

60대 이상의 환자들 중 종종 죽음 앞에서 의연하게 행동하시는 분들이 있다. 살 만큼 살았고 이룰 만큼 이루었고 그야말로 원 없이 살았다고 생각하시는 분들이 그렇다. 한 10년쯤 전의 이야기다. 준수하게 생기고 체격이 다부진 노신사분이 오셨다. 쇄골뼈가 부러졌는데 개인 병원에서 골절의 양상이 예사롭지 않다고 했다는 것이다. 뼈의 중간이 까맣고 녹아 보이는 것은 대부분 악성 종양을 의미하는데 먼저 진료한 의사 선생님께 어느 정도의 말을 들었는지 의도적으로 무척 의연한 모습을 보이신다.

그분이 들고 온 X-ray를 보니 역시 예사롭지 않았다. 단순하게 부러진 것이 아니었다. 전이된 종양 같아 보이기도 하고, 그 연세면 종종 있는 일종의 혈액암이 뼈를 공격하는 양상으로 나타나기도 하니 당장은 어떤 것인지 정확하게 판단을 할 수가 없었다. 확진을 위한 검사를 해야 하는 것은 당연했다. 추가 검사를 해야 하는 당위성을 어렵사리 설명했더니 대뜸 하시는 말씀이 "이제 살 만큼 살았고 성공도 한 편입니다. 검사는 다 하겠습니다만 굳이 오래 살고 싶은 마음은 없으니 편하게 말씀하셔도 괜찮습니다." 이러시는 것이다.

아무튼 최종 검사 결과로는 다발성 골수종이라는 병으로 확진이 되었고 워낙 의연한 분이라 나도 마음 편하게 진실을 말할 수 있었다.

"보통은 치료결과에 따라 4~5년은 사실 수 있습니다."라고 말을 했더니, 무척 기뻐하시면서 그 정도면 됐다고 하셔서 나는 그런가 보다 했었다. 역시 성공적으로 인생을 사신 분이라 다르구나 정도로. 치료를 잘하면 그것보다 훨씬 더 오래 사는 경우도 있다고 말씀드리니 어찌나 좋아하시는지.

죽음이 본인에게 다가온다는 사실은 그 누구도 받아들이기 어려운 일이다. 물론 크게 생각해 보면 우리 모두는 매일매일 죽음을 향해 한 발자국씩 다가가고 있다.

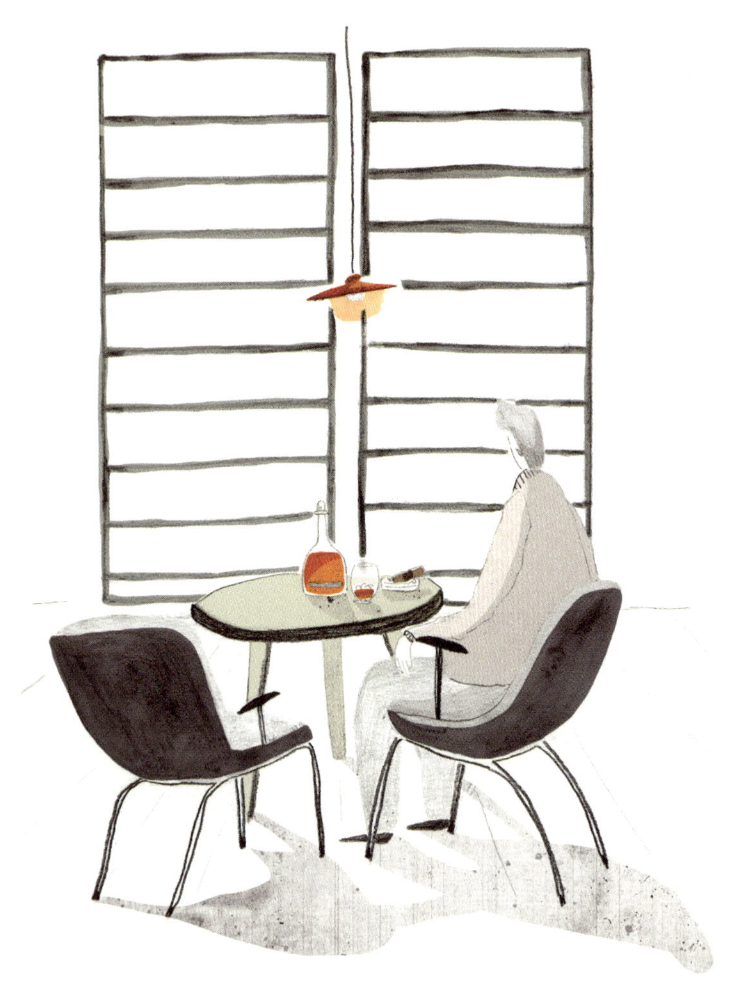

그 후 외래에 올 때마다 내게 양주 한 병씩을 주시면서 아주 밝은 목소리로 "술을 아주 좋아해서 집에 많이 사다 놓았는데 이제 필요가 없으니 주치의를 드릴 수밖에 없네요."라고 하시면서 호탕하게 웃곤 하셨다. 예약된 날도 아닌데 의사와 이야기를 나누고 나면 안정이 된다는 이유로 오는 환자들이 간혹 있는데 이 신사분도 자주 찾아와 치료에 대해 이런저런 대화를 나누고, 나하고 이야기를 하면 안정이 된다면서 아주 밝게 웃곤 하셨다. 정말 완벽한 환자였다. 어떻게 하면 저렇게 평정심을 갖고 자기 병을 바라볼 수 있는지 존경스럽기 그지없었다.

그런데 어느 날 환자분은 검사하러 검사실에 들어가시고 사모님만 외래에 남아 계시기에 다가가서 인사하고는 "잘 지내시지요?"라고 물으니, 사모님이 한숨을 푹 쉬면서 "저녁에 술 한 잔을 하면서 그렇게 울어요. 인생이 덧없다면서..."라고 말씀하시는 것이다. 아! 그렇지. 어느 누가 의연할 수 있을까?

예전에 읽은 책에서 이런 내용이 있었다. 죽음을 두려워하지 않는다고 자부하던 민주 투사가 군사정권하에서 사형을 선고받고 형장의 이슬로 사라질 그 날을 기다리면서 하루

하루를 의연하게 잘 지내던 어느 날, 아침 일찍 찾아온 교도관이 방에서 나오라는 말에 다리가 후들거리고 정신이 하나도 없더라는 것이다. '드디어 올 것이 왔구나.'라는 생각에 말이다. 그런데 알고 보니 사형 집행이 아니라 무기징역으로 감형을 선고받기 위한 절차였다고 한다. 자신이 사형을 당하지 않게 되리라는 것을 알고는 그 후로 며칠을 아무것도 안 먹어도 배도 안 고프고 매일 아침에 일어나면 기뻐서 눈물이 나오더라는 것이다. 그전까지 의연하다고 느낀 것은 말일 뿐, 결국 죽음을 두려워하지 않는 사람은 없는 것 같다.

죽음이 본인에게 다가온다는 사실은 그 누구도 받아들이기 어려운 일이다. 물론 크게 생각해 보면 우리 모두는 매일매일 죽음을 향해 한 발자국씩 다가가고 있다. 하지만 그 날이 언제일지 모르기 때문에 평정심을 갖고 살게 되는 것이다. 막상 언제 죽게 될 것이라는 구체적인 이야기를 듣고 나면 아무리 강심장이라도 의연하기는 쉽지 않다.

아직도 많은 경우에 있어서 암이라는 사실을 환자에게 비밀로 해 달라는 가족들이 있다. 너무 연로하셔서 인지

력이 떨어지는 경우가 아닌데도 그렇게 해달라고 한다. 의료진의 입장에서는 무척 난감한 일이다. 아무런 치료도 안 하고 퇴원을 한다면 모를까 수술도 해야 하고 항암치료도 해야 하는데 어떻게 암 진단을 숨길 수 있을까? 불가능한데 그런 주문을 하는 가족들이 더러 있다. 의사의 입장에서는 무엇보다도 자신의 죽음을 알아야 마지막을 정리할 수 있을 텐데 왜 그런 기회를 주지 않으려 하는지 모르겠다. 죽음을 앞둔 그 심정을 헤아려서 그러는 것은 이해를 하지만 결코 좋은 방식은 아닐 것이다.

암 선고를 받고 완치가 어렵다는 말을 들으면 어떻게 하는 것이 가장 좋을까? 사람에 따라 다르므로 정답이 있을 수는 없다. 분명한 것은 첫째, 치료를 위해 최선을 다하는 것이 우선이고, 그 후의 결과는 겸허하게 받아들이고 스스로 삶의 정리를 깔끔하게 잘하는 것이 가장 정답에 가까운 것이라고 생각한다.

아버님은 20년 넘게 병원을 들락거리신다. 만성 호흡기질환으로 고생이 이만저만이 아니다. 아버님은 그렇다 치고 어머님의 고생이 이만저만이 아니라 언젠가 어머님이 내게 말하기를 저렇게 고생하는데 오래 살면 뭐하겠나라는 생각이 든다고 하신다. 어머님도 힘드신 것이다.

그런 어머님이 한번은 동생이 아버님이 저렇게 고생하는 것 보다 돌아가시는 게 낫지 않나 싶다라는 지나가는 말을 한 것을 두고 그렇게 서운해 하는 것을 본 적이 있다.

죽음은 인간이라면 누구도 피해 갈 수 없는 일인데도 나만은 예외가 되었으면 하는 것이 인지상정이 아닌가 싶다. 절대로 피해간 사람이 없다는 것은 다들 알면서 말이다. 내일 당장, 내가 얼마 살지 못할 것이라는 판정을 받을지도 모르는데 천년만년 살 것처럼 행동한다. 웃기는 일이다.

.5

잊을 수 없는 첫 번째 환자

늦은 밤에 도착을 했고 영정 근처에는 고향

친구들로 보이는 젊은이들, 친척들이 몇 분 보였다.

문상을 하고 수년간 간병을 하던 어머님과 이런저런

이야기를 나누었는데 아마도 내 평생 문상 가서

그렇게 운 적이 없었을 것이다.

본문
중에서

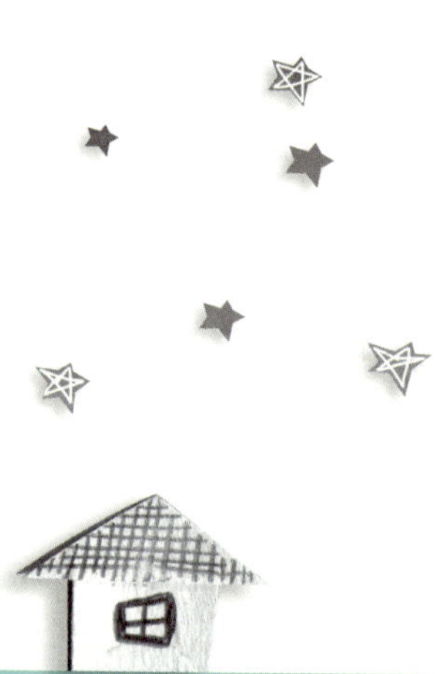

잊을 수 없는 첫 번째 환자

매일 매일 수많은 환자들을 접하다 보면 며칠 전에 본 환자는 고사하고 오랫동안 진료하던 환자도 종종 기억하지 못할 때가 있다. 일주일 전에 검사를 의뢰해놓고 결과를 보러 온 환자에게 어떻게 오셨냐고 묻지를 않나 수년 동안 다니던 환자보고 처음 오셨냐고 묻기도 한다. 학생 실습 때 지금은 대학에 계시지 않은 교수님 가운데 한 분은 환자들의 사생활까지도 일일이 기억을 하시는 분을 본 적이 있다. 지금 생각해보면 그게 어떻게 가능했을까 싶은데 그 교수님은 그랬다. 진료실 입구로 들어오는 할아버지에게 '아이고 강릉서 오시느라고 욕 보셨습니다.'라고 먼저 인사를 하는 것이다.

그런데 나는 수시로 환자들을 기억을 못 해서 요즘은 환자분과 첫 대화를 하기 전에 예전 차트를 살짝 커닝하는 방식으로 모면하고는 한다. 이렇게 사람에 대한 건망증이 심한 내게도 도저히 잊을 수가 없는 환자들이 있는데 그 가운데 첫 번째 환자는 당연히 정덕 씨였다.

정덕 씨는 내게 오기 전에 이미 다른 곳에서 한두 차례 수술을 받았었다. 최초의 수술은 아주 오래 전에 했다고 한다. 왼쪽 팔에 생긴 활액육종이라는 종양으로 근육에 생기는 종양 가운데는 꽤 악질로 유명한 녀석이다. 아주 무시무시한 놈인데 이 종양의 특징이 오랜 기간 동안 얌전하게 있다가 어느 날 불같이 일어날 수 있다는 것이다. 꽤 오래도록 성장하지 않고 통증도 없는 종양이라면 당연히 암이 아닐 것이라고 생각하고 대수롭지 않게 여기는 것이 일반적인 상식이라 정덕 씨도 두 번인가 재발을 한 후에야 정확한 상태를 인지할 수 있었다고 한다. '사지에 생기는 암은 오랫동안 변함없이 있었다고 해서 암이 아닐 것'이라고 단정 지으면 안 된다는걸 보여주는 대표적인 암이 이 암이다. 이 암은 오랜 기간 가만히 있다가 본색을 드러내고 적극적인 활동을 하기 시작하면 감당하기 어려울 정도로 무섭게 달려드는데 역시 정덕 씨의 경우도 그랬다. 항암치료에도 전혀 반응하지 하지 않고 폐 전이가 나타나기 시작했다. 이렇게 되면 속수무책이다. 할 수 없이 팔을 절단했다.

기억이 명확하지 않은데 전이가 발견되기 전에 했는지, 발견되고 나서였는지는 모르겠지만 절단을 피할 수는 없었다.

정덕 씨는 아주 잘 생긴 청년이었다. 고향에서는 인물 좋고 서울에서 대학을 졸업한 인재로 유명하다고 한다. 농사짓고 민박을 해서 훌륭하게 아들을 키운 부모님의 기대는 얼마나 컸을까? 그냥 하는 소리가 아니라 정말 준수한 외모에 점잖은 인품까지 갖춘 훌륭한 청년이었다. 암 진단을 받은 것은 결혼하고 얼마 되지 않아서였는데 결국 행복한 결혼 생활도 제대로 못 하고 그렇게 저세상으로 갔다.

지금은 상황이 조금 다르기는 한데 수년 전 정덕 씨가 세상을 떠나던 시절만 해도 말기 암 환자는 병원에서 제대로 된 치료를 받기 어려웠다. 폐 전이로 인해 호흡이 곤란해서 응급실로 가면 해 줄 게 없다는 소리만 듣고 입원이 안 되던 경우가 다반사였다. 숨을 못 쉬는 환자에게 해 줄 게 없다고 내 치는 것이 한국의 대형 병원들이었다. 지금도 임종 관련한 의료 행위는 제대로 된 보상을 못 받다 보니 상당수의 병원에서 말기 암 환자들이 충분한 치료를 받지 못하고 있을 것

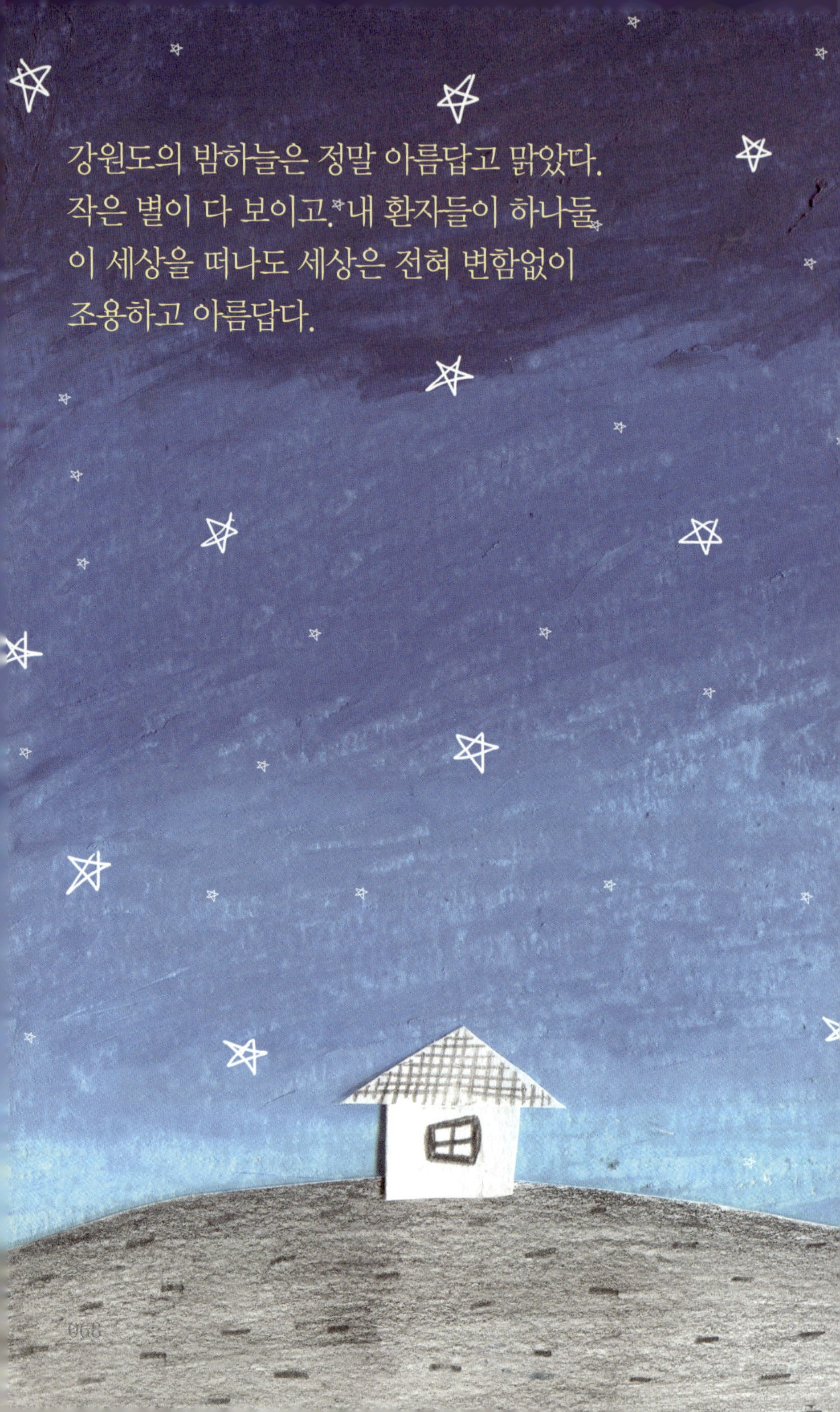

강원도의 밤하늘은 정말 아름답고 맑았다.
작은 별이 다 보이고. 내 환자들이 하나둘
이 세상을 떠나도 세상은 전혀 변함없이
조용하고 아름답다.

이다. 호스피스 병동이라는 것이 조금씩 주목받고 늘어나고는 있지만 아직도 요원하다. 말이 났으니 말인데 사정이 이런데도 정치인들이 중증질환에 대한 보장성을 강화한다느니 하는 생색내기 발언을 할 때면 '에라이, 있는 거나 잘해라.'라고 욕을 해 주고 싶다. 어쨌거나 내 환자들이 대개 그렇듯이 정덕 씨도 마지막에는 호흡곤란으로 엄청난 고통을 겪었다. 폐가 전이된 종양으로 가득 차면 바로 누워서 잠을 자지 못한다. 누우면 숨이 차기 때문에 그렇다. 그래서 이분들은 앉아서 책상에 엎드린 자세로 잠이 드는데 하루 이틀도 아니고 그 고통은 이루 말할 수가 없다. 응급실로 왔다가 해 줄 게 없다는 말만 듣고 낙담해 하는 정덕 씨를 입원시키고 – 사실 정형외과 의사가 임종 환자의 마지막을 돌본다는 것은 의료적 측면에서는 아주 적절하지는 않지만 – 관련 분야의 전문가들에게 조언을 얻어서 치료를 하다가 집 근처 병원으로 옮겨갔고 그 후 한 달 정도 있다가 모친으로부터 사망했다는 소식을 들었다. 당시 나는 아버지 학교라는 곳을 다니고 있었을 때였는데 마침 정덕 씨가 사망한 날이 아버지 학교 수료식 날이었다. 수료식에 참석해서 이런저런 행사 프로그램을 이어가고 있다가 문득, 정덕 씨의 마지막 가는 길을 가 봐야 하지 않을까라는 생각이 드는 것이다. 수료식이야, 뭐 끝까지 있지 않더라도 가족들이 뭐라고는 하겠지만 이수는 했으니까 상관없을 것 같고. 그길로 수료식장을 빠져 나와서 차를 몰고 정덕씨의 고향으로 향했다. 이름도 기억이 안 나는 시골의 어느 장례식장. 늦은 밤에 도착을 했고 영정 근처에는 고향 친구들로 보이는 젊은이들, 친척들이 몇 분 보였다. 문상을 하고 수년간 간병을 하던 어머님과 이런저런 이야기를 나누었는데 아마도 내 평생 문상 가서 그렇게 운 적이 없었을 것이다.

정덕 씨는 우리 병원서 퇴원을 한 후 고향 근처의 병원에서 치료를 했다고 한다. 치료라고 해 봐야 별것은 아니었지만 말이다. 그러던 어느 날 집에 가고 싶다고 했고 집에 와서는 어머니께 밥을 해 달라고 하더란다. 몇 수저 뜨지 못하고는 몸을 씻겨 달라고 하고. 그리고 깨끗이 씻겨주니 눕고 싶다고 해서 뉘였더니 평안하게 누워서 어머님께 말하기를 몇몇 사람의 이름을 거명하면서 그동안 고마웠다고 전해 달라고 했다는 것이다. 거명한 사람 가운데 내가 있어서 정덕 씨가 운명한 날 어머님이 내게 전화를 했던 것이다. 신혼의 꿈은 치료 도중에 산산이 날아갔고 허망하게 이승에서의 삶을 마감한 것 같다.

강원도의 밤하늘은 정말 아름답고 맑았다. 작은 별이 다 보이고. 내 환자들이 하나둘 이 세상을 떠나도 세상은 전혀 변함없이 조용하고 아름답다. 내가 죽어도 세상은 그럴 것이다. 세상은 참 덧없다. 내가 없으면 이 우주가 무슨 의미가 있을까. 늦은 시각에 귀가한 나를 보고 애들 엄마는 수료식도 진득하니 못 참고 마치지 못했다고 성화다.

정덕 씨 어머니는 요즘도 가끔 전화로 내게 안부를 전하신다. 때로는 자연에서 채취한 농산물도 내게 보낸다. 의사로서 세상에 이름을 드높인 대가(大家)는 못 되었지만 그래도 누군가의 생에 깊이 관여하고 도움을 주면서 살았다는 것에 만족한다. 비록 그것이 늘 좋은 결과는 아니었지만 말이다. 그리고 건방진 말 같지만 이럴 때 마다 난 늘 하느님은 가끔 오판을 하시는 것 아닌가 궁금해 지기도 한다.

.6

무식해서 죄송했습니다

언제부터인가 사람들이 수혈이 정말 좋은 치료이고

대안이 없는가에 대해서 의문을 갖기 시작을 했고

현재는 대부분의 선진국에서는 수혈은 아주 제한적인

상황 이외에는 사용을 극도로 제한해야만 하는

한마디로 좋지 않은 치료로 인식을 하고 있다.

본문

중에서

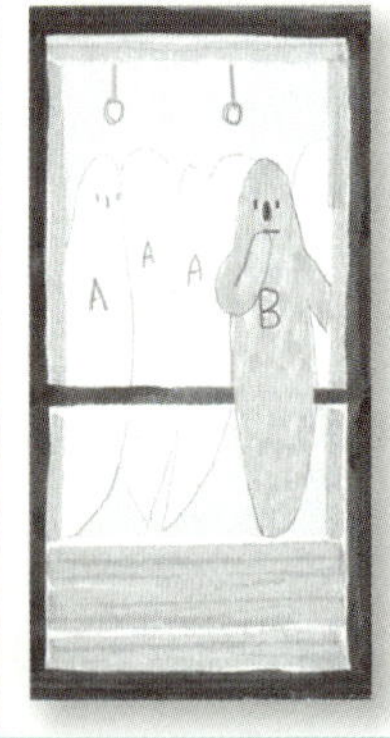

무식해서 죄송했습니다

3년 전이다. 우연한 기회에 수혈에 관련된 작은 세미나에 참석을 할 기회가 있었다. 수혈 분야 전문가로 세계적으로 유명한 호주의 호프만 교수가 강의를 하는 자리였는데 나는 사실 호프만 교수가 누구인지도 무슨 내용으로 발표를 하는 것인지도 잘 모르고 참석을 했었다.

수혈? 그 자리에 참석하기 전까지 나는 수혈은 어쩔 수 없이 하는, 인간의 생명을 살리는 마냥 좋은 치료법의 하나로만 인식을 하고 있었다. 아마 지금도 의사를 포함한 대부분의 사람들이 비슷한 생각을 갖고 있을 것이라 본다. 나이 든 사람들의 모임에서 종종 듣는 소리가 젊은 사람들을 회원으로 영입하자는 소리를 젊은 피를 수혈하자고 하지 않는가? 우리 사회는 피를 깨끗하고 좋은 것으로만 생각하는 것이다. 연세가 아주 많은 분들 가운데는 기력이 없다면서 수혈을 받을 수 없느냐고 하는 분들이 계시니 말이다.

인류가 수혈을 생각한 최초의 시기에도 수혈을 통해서 병을 치료할 수 있고 젊어질 수도 있다고 생각했다. 15세기에 교황 가운데 한 분은 젊은 사람의 피를 수혈해서 자신의 병을 치료 할 수 있을 것이라고 믿었던 경우도 있었다. 물론 실패했지만 말이다. 17세기에도 그런 믿음 탓인지 성격이 난폭한 사람에게 양의 피를 주입하고 우울해 하는 사람에게는 개의 피를 주입해 본 적도 있다고 한다. 동물 실험도 많이 했지만 결국 인간에서 인간으로의 수혈의 결과가 너무도 참혹해서 20세기 초까지는 사실 주목을 받지 못했다고 한다. 드디어 1900년에 인간에게는 다양한 혈액형이 있다는 사실이 밝혀지고 난 후 인간에서 인간으로의 수혈이 가능해졌고 때마침 연속되는 세계 대전을 통해 생명을 구할 수 있는 극적인 치료의 한 방편으로 자리를 잡으면서 현재까지도 아주 중요한 치료법의 일환으로 여겨지고 있다.

그런데 무엇이 문제라는 말일까? 수혈의 문제는 이미 1960년대부터 조금씩 알려지기 시작했다. 혈액을 제공한 사람, 즉 헌혈자의 혈액에 있던 바이러스가 수혈자에게 전파되어 수혈 받은 사람이 감염되는 사례들이 보고되면서부터다. 대표적인 것이 간염 바이러스고 1980년대 이후에는 에이즈 바이러스가 심각한 사회 문제가 되기 시작했다. 그래도 뭐, 수혈에 대한 신뢰가 워낙 강해서인지 혈액의 질 관리를 강화할 필요성은 대두가 되었지만 수혈로 인한 그런 부작용이야 어쩔 수 없는 일로 생각을 했었다. 지금도 이러한 견해는 최소한 대한민국에서는 지배적이다. 마땅히 피가 모자라는 환자에게 수혈 이외의 대안이 제시된 적도 없었던 터라 대안 없는 수혈이 문제가 있다는 지적은 주목을 받을 수가 없었다. 그런데 언제부터인가 사람들이 수혈이 정말 좋은 치료이고 대안이 없는가에 대해서 의문을 갖기 시작을 했고 현재는 대부분의 선진국에서는 수혈은 아주 제한적인 상황 이외에는 사용을 극도로 제한해야만 하는 한 마디로 좋지 않은 치료로 인식을 하고 있다. 이유를 설명하면 이렇다.

수혈은 단순하게 혈액이라는 액체가 전달되는 것이 아니다. 붉은 액체로 보이는 그 안에는 수많은 혈액세포 알갱이들이 있고 이들은 사람마다 특이한 유전적 특징을 갖고 있는 것이다. 인간의 혈액형은 엄밀하게 말하면 수백 가지가 된다고도 한다. 그러니 남의 몸으로 혈액이 유입되는 순간 체내에서는 타인의 세포가 유입되는 것이니 격렬한 면역 반응이 발생할 것이다. 수혈을 받는 사람은 뭔가 문제가 발생한 사람일 텐데 – 대개는 수술 환자일 것이고 – 수혈을 통해서 면역체계에 교란이 생기니 감염에 취약한 상태에 몰리고 결국 이런저런 기전으로 인해 모든 합병증이 증가되고 만다. 결론적으로 말하면 수혈을 받은 사람이 안 받은 사람에 비해 같은 수술을 받고도 수술 후 감염률과 사망률이 최소 두 배 이상 높다. 여기에 앞서 말한 것처럼 각종 감염성 바이러스, 기생충 그리고 알지도 못한 균들이 전파될 가능성은 말할 것도 없는 사실이다. 아직은 뭐라 단정하기 어렵지만 인류는 바이러스나 균이 아니라 도저히 확인할 수 없는 단백질의 모습으로도 각종 질병이 전파될 수 있다는 사실을 알고 있는데 이런 단백질은 아직 어떤 방식으로든 혈액에서 검출하거나 확인하기가 어렵다고 한다.

이런 관점에서 보면 수혈을 통해서 도대체 어떤 일이 발생할지를 도무지 알 수가 없는 것이다. 우리나라에서는 아직도 빈혈 치료에 대해 체계적이고 적극적인 치료가 의료 현장에서 제대로 이루어지지 않고 있지만 – 의료진들의 문제와 제도적인 문제가 복합돼서 – 다행스러운 것은 조금만 신경을 쓰면 얼마든지 수혈을 하지 않고도 대부분의 수술을 할 수 있다는 것이다. 수혈로 인한 부작용을 염두에 두지 않더라도 관행적으로 시행되는 수혈의 대부분이 할 필요가 없는 정도에서 마구 이루어지고 있다는 것이 큰 문제다. 이 시점에서 수혈을 안 하면 문제가 될 것이라고 의사들이 판단하는 그 시점이 너무도 잘 못 돼 있다는 것인데 이 사실을 의사들 대부분이 인지하지 못하고 있다. 지금도 자신의 환자에게 수혈 처방을 내리면서 꼭 필요한 처방이었다고 믿는 대부분이 사실은 아니라는 것이다. 참 길게도 설명을 한다.

그런데 이러한 사실을 모르고 3년 전에 나는 무식한 실수를 했다. 오른쪽 고관절에 발생한 암을 수혈하지 않고 수술해 달라는 여호와의 증인 환자를 자신 없다고 내쳤던 것이다. 당시의 내 상식으로는 정말 그럴 수밖에 없었는데 지금 생각해보니 도무지 창피해서 얼굴을 들지 못하겠기에 이제야 죄송하다고 말을 하는 것이다. 수혈과 관련된 최신 지식이 없던 나로서는 수혈을 거부하는 여호와의 증인 환자는 정말 곤혹스러웠던 것이다. 아마도 솔직히 말하건대 여호와의 증인이라는 선입견이 내가 쉽게 치료를 거부할 구실이었는지도 모른다. 대

수혈로 인한 부작용을 염두에 두지 않더라도 관행적으로 시행되는 수혈의 대부분이 할 필요가 없는 정도에서 마구 이루어지고 있다는 것이 큰 문제다.

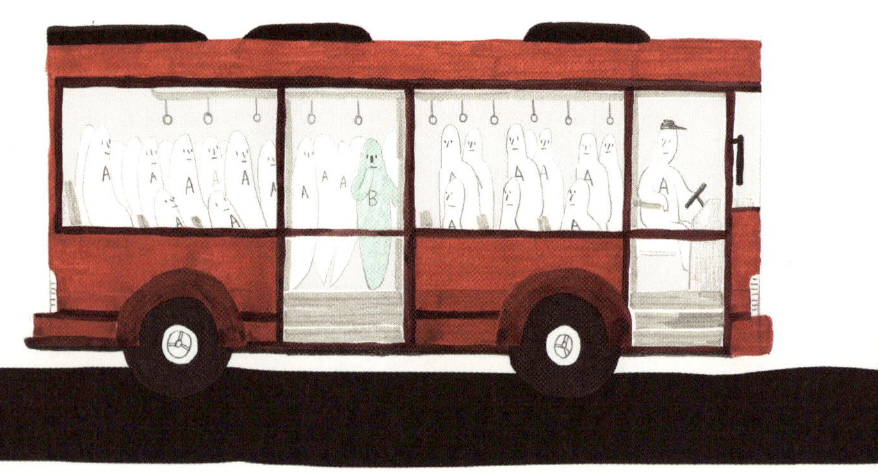

부분의 의료 현장에서는 3년 전의 내 상황과 같은 일들이 지금도 발생하고 있을 것이다. 수혈은 절대로 안 된다는 여호와의 증인의 주장이 무조건 옳다는 말이 아니라 얼마든지 그들의 요구를 들어주면서 수술할 수 있었는데도 나는 고민하지 않았다. 아니 고민할만한 지식이 없었다. 창피하게도 말이다.

현재 우리가 알고 있는 인간의 혈액과 관련된 수많은 노하우는 소수자인 여호와의 증인의 요구에 귀를 기울인 의사들의 고민에서 비롯되었다. 특히 미국에서는 환자의 요구가 말이 되건 안 되건 귀 기울여 준 훌륭한 의료진들이 많았는데 그들이 이룬 업적은 눈부실 정도다. 그러니 나는 참 한심한 사람이라 볼 수밖에 없다. 왜 나는 환자 개개인의 의견을 무시했을까? 왜 나는 환자들의 부탁에 귀 기울이지 않았을까?

최근에 본 수혈과 관련된 다큐멘터리에 참 인상적인 이런 내용이 있다. 오래 전에 수혈을 받는 사람의 몸에서 전혀 다른 사람의 DNA가 발견된다고 말이다. 여성에게서 있을 수 없는 남성 성 염색체 DNA가 여성에게서 발견되었는데 이는 언젠가 받은 수혈을 통해 들어온 타인의 남성 DNA가 지워

지지 않고 남아 있기 때문이라는 것이다. 이것이 무엇을 의미하는지 인류는 아직 모른다고 한다. 만일 수혈을 4번 받았다고 하면 최소한 4명의 다른 사람의 DNA가 내 몸 어딘가에 있을지도 모른다. 섬뜩한 일이다. 나는 오늘도 수혈과 관련된 책을 읽고 있다. 거의 매일 어떤 자리에서건 수혈과 관련된 이야기를 침을 튀기면서 하곤 한다. 내가 무지해서 발생한 것들에 대한 반성이기도 하고 지금도 계속 벌어지고 있는 무지에 의한 소수 인권의 유린을 막았으면 하는 바람에서다. 아. 3년 전 그 환자는 어디선가 무수혈로 치료를 잘 받았어야 했을 텐데 정말 죄송하다.

"정말 무식해서 죄송했습니다."

.7

딴지 걸기

암에 걸리는 것도, 암을 이기는 것도 어쩌면 그냥 운명이라 생각하세요. 건강 수칙을 지키며 열심히 살았던 사람에게도 생길 수 있는 것이 암이니까.

본문 중에서

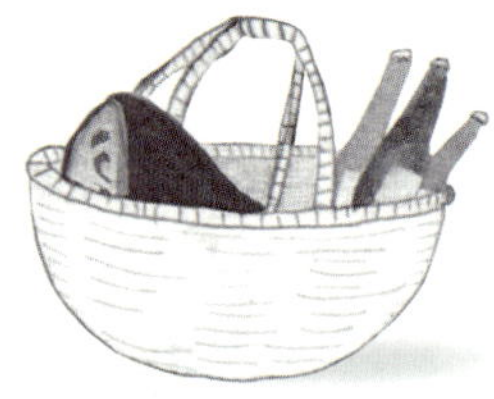

딴지 걸기

일전에 암을 극복한 분이 저술한 책을 한 권 받은 적이 있다. 갑작스레 암을 진단받고 난 후의 당황했던 순간부터 최종적으로는 암을 완전히 정복해 낸 감동의 이야기다. 모든 암을 다 극복할 수 있는 것은 아니지만 현대 의학의 발달에 힘입어 상당수의 암이 완치될 수 있는 시대라서 가능한 이야기다. 아직도 어떤 경우는 조기에 발견했어도 치료가 안 되는 경우가 있고, 또 모든 암을 조기에 발견한다는 것도 현실적으로 쉽지 않은 일이라서 아직도 암으로 인해 생명을 잃는 경우가 많지만 아무튼 암을 극복하고 건강하게 잘 사는 환자가 많다는 것은 정말 다행스러운 일이다. 불과 100년 아니 반세기 전만 해도 암은 커녕 결핵에 걸려도 사망하던 것을 생각하면 실로 엄청난 발전이다.

어렵게 수술하고 항암 치료까지 잘 돼서 완치된 환

모든 암이 똑같은 방법으로
치유될 것이라 믿는 것도
어불성설이다.

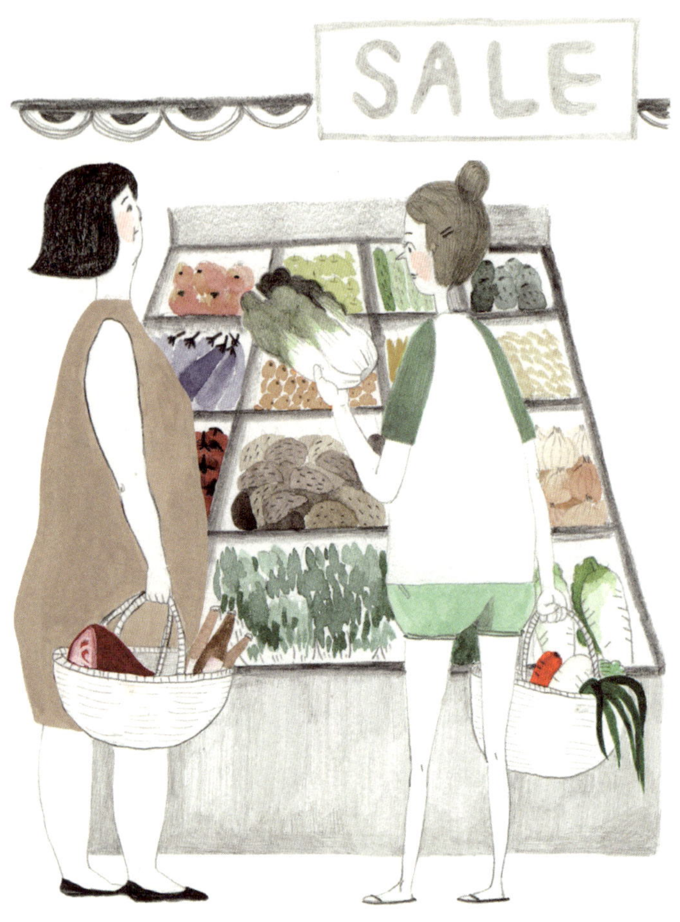

자가 진료실에 와서는 "다 하나님의 덕분이지요." 라는 말을 하면 신앙이 없는 나로서는 공연히 심통이 난다. 신자들이 별 뜻 없이 하는 소리라 생각하고 '하기는 뭐 다 의학의 덕분이라고 할 수도 없지' 라고 생각하고 만다. 그렇다고 모든 것이 의학의 힘만이라고 생각하지도 않는다. 의사로서 할 소리는 아니지만 나는 그저 다 운이려니 생각하고 말 때가 있다. 당연히 운만은 아니겠지만, 반대로 그렇지 않다고 잘라 말하기에는 그 과정들이 너무도 복잡하고 오묘해서 난 그냥 운명이라고 치부하기로 했다. 좋은 의료진을 만나서 치료가 잘 되는 것도 운이고 다행히 조기에 발견한 것도 운이라고 말이다. 똑같은 진단명에 똑같은 부위에 비슷한 나이에 그리고 동일한 치료를 했는데도 치료 결과가 천양지차로 나타나니 그렇게 생각을 안 할 수가 없다. 다행히 완치된 환자들은 내가 잘해서 된 것일까? 그렇다면 생명을 잃은 실패한 환자는 내가 잘 못 한 것이라고 해야 하는 게 아닌가 이말이다. 그러니 다 하늘의 운이라고 생각한다.

암 진단받고 수술과 항암 치료를 포함한 모든 치료가 끝난 후 처음으로 외래 진료를 받으러 오는 환자들을 보면 그야말로 다양한 모습으로 나타난다. 많은 수의 성인 환자들은 암 진단받기 이전의 생활처럼 사는 사람이 거의 없다. 아이들은 거의 그대로인데 말이다. 학교 가고 친구들하고 놀고 음식도 가리지 않고 먹고. 그러나 어른들은 달라진다. 일단 술, 담배는 당연히 안 하게 되고 음식도 철저하게 가려먹는다. 그리고 틈만 나면 운동을 한다. 그래서 그런지 까맣고 살이 쪽 빠진 너무나 마른 상태로 나타나는 분도 있다. 마치 마라톤 선수처럼 말이다. 나는 한 번도 퇴원하는 환자에게 그런 모습으로 나타나기를 주문한 적이 없는데 이상하게 그런 분들이 꽤 많다. 암을 극복하고 건강을 되찾기 위해 나름 엄청난 노력을 한 것이다. 그렇게 하라고 수많은 책들이 권하고 있는 것은 아닐까? 글쎄? 음식 잘 못 먹고 운동 열심히 안 해서 암 걸린 것은 아닐텐데 과연 그렇게 하는 것이 옳을까라는 생각에 내가 환자들에게 충고할 수 있는 것은 그저 "너무 과하게는 하지 마세요. 오히려 피로가 몸에 더 안 좋으니까요."라는 말뿐이다. 너무 관리를 철저히 해서 마른 것인지 암이 재발해서 마른 것인지 구별이 안 될 정도로 체형이 확 변해서 오는 분들에게 드리는 말이다.

내 환자들은 소화기와는 아무런 상관이 없는 뼈나 근육의 암 환자들이라 음식물과는 상관이 없는데도 그렇게 식이요법 등을 통해 노력을 한다. 삶에 대한 적극적인 노력이라 그러려니 하지만 모든 암이 똑같은 방법으로 치유될 것이라 믿는 것도 어불성설이다. 환자들이 치료 후에도 술, 담배를 계속 한다면 그것은 당연히 절대 반대다. 환자가 아니어도 건강한 몸을 유지하기 위해서 술, 담배가 적이라는 것은 세 살 먹은 아이도 알 것이므로. 또 적당한 운동을 하는 것 역시 적극 권한다. 운동은 암 환자라서 해야 하는 것이 아니라 보통의 성인이 건강을 위해서라면 반드시 해줘야 하는 것이기 때문이다.

하고 싶은 말은 암 환자들 사이에서 공유되고 있는 속칭 '암 환자로 사는 법'과 같은 책에 나온 대로 반드시 살아야만 암이 극복이 되는 것은 아니라는 말이다. 혹여 암을 극복하지 못한 분들이 생각할 때 '나는 생활을 잘 못 한 게 아닐까? 남들은 다 이기는 암도 극복 못 한 뭔가 부족한 사람인가?'라는 자책을 할까 봐 걱정이 된다. 일단 암 판정을 받으면 좋다는 모든 것에 너무 집중을 한다. 가족이나 주변 사람들은 그와 함께 식사하는 것에서부터 생활 패턴까지 암 환자가 지켜야 할 공식의 패턴을 따라줘야 한다고 생각한다. 좋아하던 고기도, 회도 안 먹고, 갑작스레 채식 위주의 유기농만을 찾고, 버섯이란 버

섯은 다 골라서 먹기도 하고, 암 환자촌으로 입소준비를 서두르기도 한다. 한때는 포도만 죽어라 먹던 방법도 있었다. 이런 분들에게 나는 이렇게 말한다.

"암에 걸리는 것도, 암을 이기는 것도 어쩌면 그냥 운명이라 생각하세요. 건강 수칙을 지키며 열심히 살았던 사람에게도 생길 수 있는 것이 암이니까, 어떻게 살았는지 반성하며, 또 앞으로 삶의 패턴을 바꾸느라 스트레스 받지 말고, 그냥 운이라고 생각하세요. 암 치료를 받는 도중에도 일반적인 건강 상식의 범주 안에서만 노력하세요."라고 말이다.

.8

노인에게 생긴 암은 힘도 없다?

나이 들어 생긴 암은 비리비리하다는

전제 아래 치료도 안 하고 방치해도 좋다는 그런

뜻으로 해석하면 안 된다.

본문

중에서

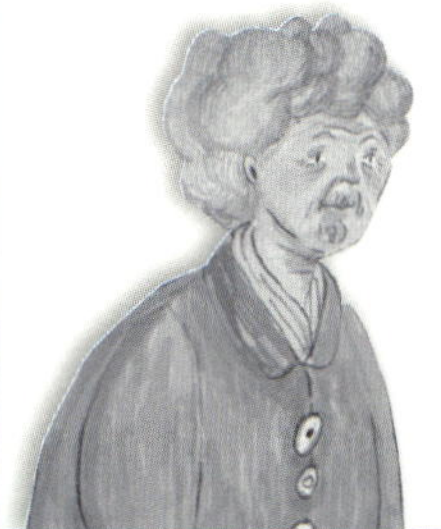

노인에게 생긴 암은 힘도 없다?

언젠가 이런 질문을 받은 적이 있다. “암도 노인에게서 발병하면 비리비리하다면서요?”라고. 정확히 그렇다고 과학적으로는 말할 수 없지만 젊은이에게서 발병한 암이 좀더 강력한 것은 사실이다. 꼭 그런 것은 아니지만 위암의 경우를 봐도 20대 초반의 위암 환자는 치료 실패율이 높고 나이 들어서 발견한 위암 환자는 치료 성공률이 높다. 학문적으로는 어떻게 설명을 해야 할지는 모르겠지만 내 경험으로도 그렇다. 허벅지 근육에 세 개의 암이 생겨서 내게 온 78세의 환자가 있었다. 조직 검사 결과는 아주 악성도가 높은 육종으로 나왔고 그 후 시행한 폐 CT 에서는 이미 전이 종양으로 보이는 것이 한두 곳에 보였다. 일단 수술은 하지 말고 그냥 두고 보자고 했다. 내 판단으로는 이미 폐 전이까지 된 악성도가 높은 놈이라서 무의식중에 치료 효과에 대해 별 기대를 안 했던 것 같다. 또 전에 한 번 비슷한 이런 경우 수술을 했다가 전이 종양이 급격하게 자

나는 연세가 있는 분이라고 해서 소극적인 치료를 권하지 않는다. 나이도 있으니 치료를 안 받겠다는 분들이 간혹 있지만 그런 분들일수록 적극적인 치료를 권하면 의외로 잘 따르는 경우가 많다.

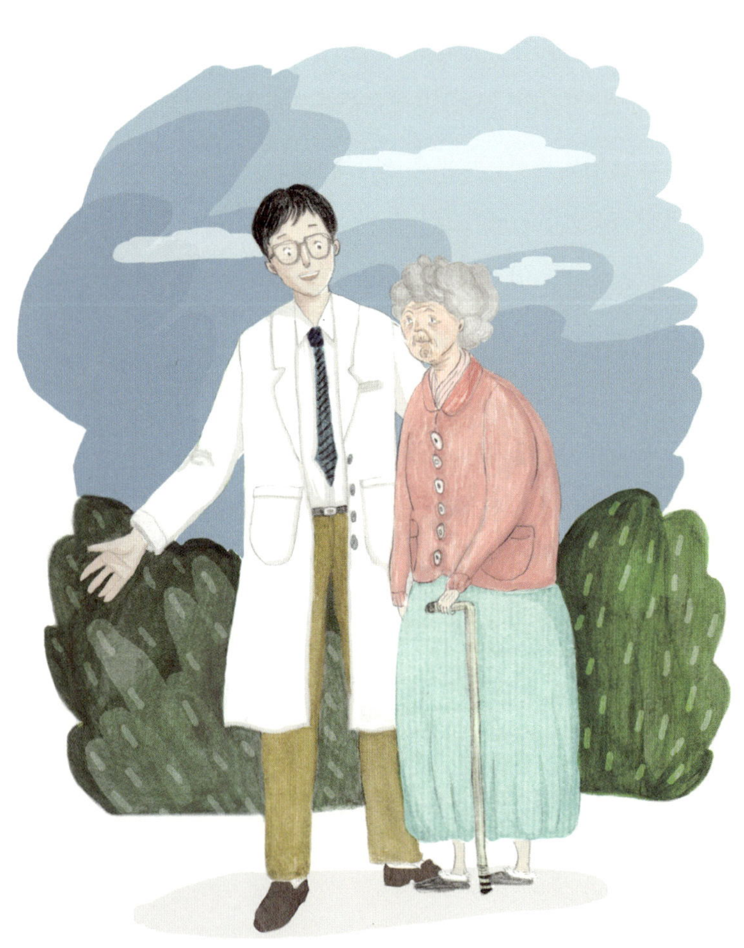

라면서 결과가 좋지 않아 환자와 가족들에게 원망을 들은 적이 있었던 터라 고령임을 감안하고 종양 그 자체가 빠른 속도로 진행되지 않을 수 있음을 생각해서 적극적인 수술을 권하지 않았던 것이다. 그러자 어르신이 당신의 아들을 잠시 진료실 밖으로 내 보내더니 당신은 아직도 건강하게 잘 살고 있는데 왜 포기한 듯한 결정을 하느냐면서 적극적으로 치료를 해 달라는 것이다. 한 방 먹은 거다. 옳은 말이다. 선입견을 갖지 말고 적극적으로 최선을 다했어야지 너무 소극적이었던 것이다. 지금 생각하면 왜 그랬나 싶다. 결국 수술을 해서 허벅지의 세 개의 종양은 잘 제거했다. 항암치료는 안 했지만 나름 이것저것 가능한 치료는 열심히 했다. 그렇게 내게 다닌 지가 벌써 5년째인데 더 이상의 전이도 재발도 없다. 폐의 전이된 종양도 그 상태 그대로다. 조직검사에서 보여준 악성도를 감안하면 벌써 문제가 되도 크게 되었을 텐데 무슨 이유인지 종양은 조용하다.

소위 말하는 '나이 든 환자에게서 생긴 종양이라 그런 것은 아닐까' 하는 의문을 가져 본다. 이때 이후로 나는 연세가 있는 분이라고 해서 소극적인 치료를 권하지 않는다. 나이도 있으니 치료를 안 받겠다는 분들이 간혹 있지만 그런 분들일수록 적극적인 치료를 권하면 의외로 잘 따르는 경우가 많다.

어디서 근거한 이야기인지는 모르겠지만 누가 말하기를 100세가 넘으면 반드시 암이 하나는 있을 것이라고 한다. 믿거나 말거나 인데 그럴듯한 말이기는 하다. 100세 환자의 몸에 생긴 암은 강하지 못해서 100세 노인이 암으로 돌아가신 것인지 노환으로 돌아가신 것인지 모를 정도로 암이 역할을 못 한다고 한다. 암이라는 것이 발생한 주인의 나이에 따라 영향을 받는 것은 일리가 있어 보인다. 그렇기는 하지만 그렇다고 일반화시킬 수는 없다. 다시 말해서 나이 들어 생긴 암은 비리비리하다는 전제 아래 치료도 안 하고 방치해도 좋다는 그런 뜻으로 해석하면 안 된다. 다만 고령의 환자에게서 생긴 암은 천천히 진행하니까 생각보다 오래 살 수 있을 것이라는 희망 정도로만 생각하면 될 것 같다. 그나저나 내 환자 어르신은 정말 신기하다. 무지 독한 암이었는데 말짱하니 말이다. 환자분은 다 내 덕이라고 하지만 꼭 그것만은 아닌 것 같다. 그래서 암은 천의 얼굴을 가졌다고 할 것이다.

.9

기억 속의 아이들

나를 만나고 나를 거쳐 간

아이들은 모두 다 소중하고, 기억

속에 살아있다.

본문

중에서

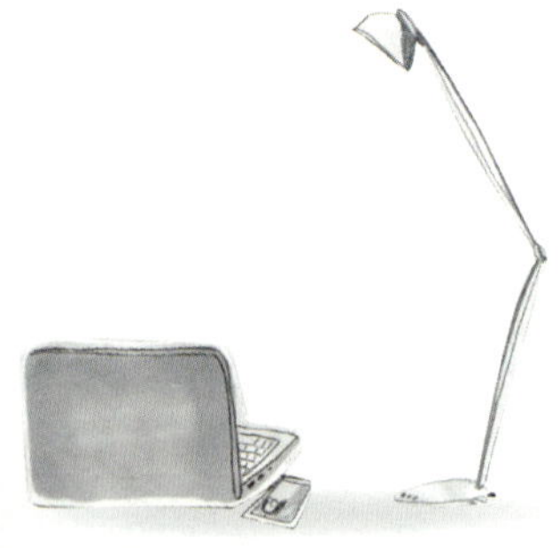

기억 속의 아이들

뼈에 생기는 가장 대표적인 골육종은 대개 청소년기에 생기는 병이다. 어떤 환자건 간에 마음에 남지 않는 사람이 없지만 어른이 아닌 청소년이 암에 걸리면 어른 환자와는 다른 애잔함이 남는 경우가 많다. 요즘은 좀 덜한 편인데 내가 이 분야를 전공하던 시절만 해도 한창 뛰어놀 나이에 암에 걸린 것도 애석한데 아이들 부모의 경제적인 형편에 따라 입원 생활의 모습이 천양지차인 것은 더더욱 슬픈 일이기도 했다. 10대에 어쩌면 생명을 잃을지도 모르는 암에 걸렸다는 것은 부모에게는 그야말로 충격적인 일이다. 백혈병은 드라마에서도 본 바가 있지만 뼈에 암이 생기고 그로 인해 죽을 수도 있다는 말은 금시초문인 경우가 대부분이기 때문에 부모님들은 그야말로 공황상태에 빠진다. 입원을 해서 검사하고 결과에 따라 항암치료를 시작하게 되면 차마 곁에서 지켜보기 어려울 정도로 아이들이 힘들어하게 되는데 이때 가정 형편이 넉넉한 집의 아이들은 좋은 음식에, 해달라는 모든 것을 제공받게 된다. 요즘은 정부의 지원도 많고 일반 사회에서의 지원도 많아서 치료비 부담이 예전보다는 덜하지만 내가 종양 전문가로서 일을 시작하던 당시에는 아주 비싼 노트북이나 각종 게임기는 부잣집 아이들에게나 해당되는 입원 물건이었다. 치료비 마련도 겨우 하는 가난한 집의 아이들에게는 그야말로 그림의 떡인 것이었다. 어느 부모가 항암치료를 받는 아이에게 좋은 음식을 만들어 주고 싶지 않을까마는 그게 그리 쉽지 않은 일이다.

십 년도 더 된 일이다. 고등학생 골육종 환자가 있었다. 참 잘생겼고 참을성도 많은 아이였다. 아버님이 택시 운전을 하시고 아마 어머님도 어디 일을 다니셨던 것 같다. 경제적으로 넉넉하지 않다는 말이다. 내 환자는 아니었지만 하도 인물이 좋고 병실 생활도 얌전하게 잘하는 학생이라 알고는 있었는데 어느 날 보니 눕지를 못하기 시작한 것이다. 폐 전이가 극에 달하면 숨이 차서 누워서 잠을 자기 어려운 상황이 오는데 그런 경우가 된 것이다. 대개의 골육종은 폐 전이로 인해 사망하는데 전이 종양이 한두 개 있을 때야 안 그렇지만 폐에 주욱 퍼지면 서서히 폐기능이 상실돼서 눕지를 못한다. 누우면 복압

이 증가되어 폐를 밀기 때문에 숨이 가빠지기 때문이다. 그러니 잠도 앉은 자세에서 엎드려 잘 수밖에 없다. 당시에는 죽음이 임박한 아이들에게 병원 내 사회사업실에서 사회단체와 연결해서 소원을 들어주는 프로그램이 있었는데 그때 이 아이는 노트북을 꼭 갖고 싶다고 소원을 얘기했었다. 얼마나 노트북을 갖고 싶었으면 폐에 전이된 암으로 인해 숨쉬기가 곤란할 정도의 상태에서도 노트북을 꼭 껴안고 있었다. 결국은 숨이 차서 눕지도 못하고 침대에 달린 식판 놓는 곳에 엎드려서 며칠을 지내다 저 세상으로 떠났는데 그렇게 가기 며칠 전에 "힘들지?"라는 어리석은 질문을 던지면, 늘 "견딜 만해요."라고 대답하던 아이였다. 그 아이는 결국 제대로 써 보지도 못한 노트북과 함께 못 돌아올 세상으로 떠났다. 병실의 아이들에게 유일한 놀이 기구가 노트북인 것은 지금도 마찬가지인데 나는 지금도 회진을 돌 때 노트북을 가지고 있는 아이를 보면 그 학생이 생각나곤 한다.

초등학교 2학년쯤 된 여자아이가 있었다. 무척 똑똑한 아이였다. 너무 똑똑해서 약간은 밉상이라고 할까? 그런 아이가 있다. 어른 같은 아이. 회진 때 앞으로 오랜 기간 병원 생활해야 하니까 지금부터 책 보는 습관을 들이도록 해야지 자칫 게임에 몰두하게 되면 치료가 끝나고 학교생활이 엉망이 될 수 있다고 부모님께 말하고 있는데 "저, 공부 잘해요!"라고 말하는 것이다. 어머니는 민망해 하면서 "애가 공부는 무척 잘합니다, 잘 알겠습니다."라고 말을 했다. 하! 고놈 참. 어른들 말하는데. 그랬다. 수술 전 항암치료를 마쳤는데 이제 수술을 해야 할 상황에서 아이의 최종 MRI를 보니 다리를 살릴 수 없는 상태인 것이다. 즉 다리를 절단해야만 했다. 이런 경우가 드물게 있는데 난감했다. 그것도 여자아이인데 난감했다. 부모님께 설명했더니 다행히 부모님은 마지 못해 받아들이는데 문제는 아이에게 뭐라고 설명할 것인가가 고민이었다. 아이가 똑똑하니까 이해하겠지라는 생각으로 어쩔 수 없는 선택이라는 것을 온갖 미사여구를 써 가면서 설명을 했는데 아이는 내게 묻기를 "절단을 하면 친구들이 장애아라고 놀리겠죠?"라는 것이다. 아. 이 아이에게는 친구들의 놀림거리가 되는 것이 가장 큰 고민인 것이었다. 의족을 잘하면 표시가 안 난다는 것으로 무마를 하고 절단까지 하였건만 아이는 수술하고 1년도 안 돼서 저 세상으로 갔다. 너무도 당차고 똑똑한 아이였는데 말이다.

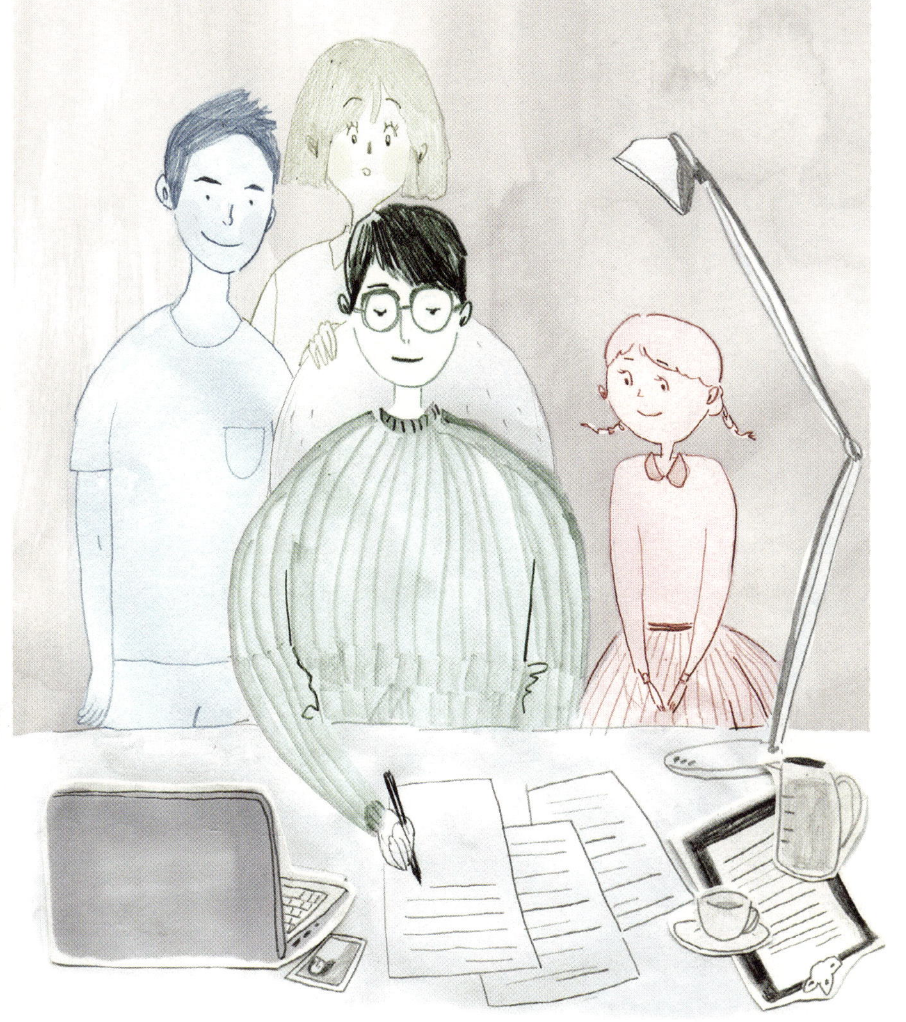
나를 만나고 나를 거쳐 간
아이들은 모두 다 소중하고,
기억 속에 살아있다.

또 연예인을 했어도 될 만큼 예쁘고 착했던 중학생 아이. 대학 졸업하고 뭔가 해 보려고 하다가 덜커덕 골육종에 걸려서 세상을 떠야만 했던 미남 젊은이부터 소중한 아이들이 그렇게 부질없이 나와 가족의 마음에 잔잔한 여운을 남기고 저 세상으로 갔다. 그렇지만 모두 다 이렇게 아픈 사연만 있는 것은 아니다. 치료도 잘되고 어려운 상황을 잘 극복한 자랑거리인 아이들도 있다.

초등학생 때 내게 온 여자아이 가운데 발목뼈 부분에 골육종이 생겨 치료한 아이가 있다. 지금은 어엿한 명문대 학생이다. 처음 입원해서 진단받을 때는 온 가족이 그야말로 초상집 분위기였다. 이 아이의 경우는 다른 아이들과 달리 골육종이 생긴 위치가 발목 근처라 수술 후 어떤 식으로 다리의 기능을 최대한 보전할까 하는 추가적인 고민이 있었다. 고민 끝에 당시로써는 한 번도 보고된 적이 없던 방식으로 수술을 했다. 수술 후 자잘한 문제가 생겨서 한두 차례 수술을 더 하기는 했지만 결론적으로는 아주 만족할 만한 결과를 얻었었다.

이 아이가 왜 나의 자랑거리라고 하는가 하면 치료

결과가 좋기도 했지만 성장 과정에서 자신의 롤 모델이 나라는 것이다. 우리 집 애들도 아빠인 내가 롤 모델이 아닐 텐데 말이다, 내가 뭐 그리 대단한 의사도 아닌데 말이다. 자기도 열심히 공부해서 반드시 의사가 돼서 선생님처럼 암 환자를 치료하는 일을 하겠다는 것이다. 건강하게 살아 주는 것만으로도 고마운 일인데 게다가 사회에 유익한 일을 하는 사람이 되겠다고 하니 어찌나 대견하고 고마운지 모르겠다. 고등학교를 들어가서는 메일로 의사가 되는 길에 대해서 구체적으로 묻기도 하고 방학이면 무슨 봉사활동을 하고 있다는 이야기까지 전하고는 했다. 꼭 의사가 되겠다고 나를 만날 때마다 다짐한다. 얼굴은 또 얼마나 예쁜지 모른다. 왜 이 아이가 대견한가 하면 골육종 치료는 오랜 시간이 필요하고 수술 후 정상적인 활동이 어려운 장애가 남는 경우가 더러 있고 무엇보다 청소년기에 이런 힘든 과정을 겪어서 제대로 된 건전한 성인이 못되는 경우가 더러 있기 때문이다. 그러니 힘든 치료과정을 거쳐 살아 준 것만으로도 고마운데 의사가 되겠다고 하니 이보다 더 기쁠 수 있겠는가 이 말이다.

내가 만일 의과대학 신입생 면접관이라면 반드시 이

런 아이를 선발할 것 같다. 의대생이 되기도 전에 환자의 아픔을 이해하고 사명감으로 똘똘 뭉쳤으니 이보다 더 준비된 학생이 있을까 말이다.

저세상으로 먼저 보낸 아이들이나 다행히 살아내서 자기 역할을 다 하는 아이들이나 나를 만나고 나를 거쳐 간 아이들은 모두 다 소중하고, 기억 속에 살아있다. 글을 쓰다 보니 오늘은 특별히 떠오르는 아이들 생각이 간절하다.

.10

에혀! 누가 운명을 알까?

— 암 전문의 박종훈 교수의 고백 —

나는 미래는 없다는 생각으로

오늘을 열심히 살자는 말을 한다.

함부로 살자는 말이 아니라

매일 매일을 소중하게 살자는 말이다.

본문

중에서

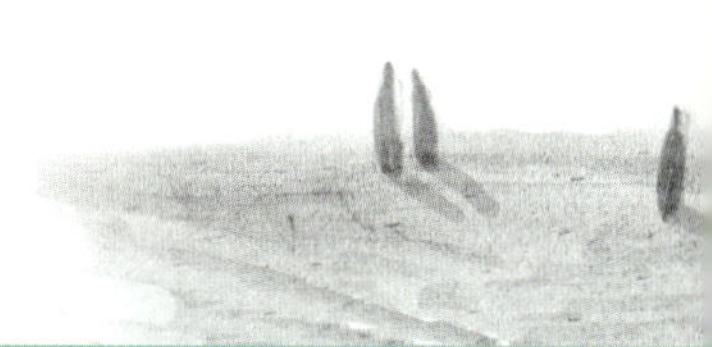

에혀! 누가 운명을 알까?

아주 오래전에 근무하던 병원에서 울릉도로 진료 봉사를 간 적이 있었다. 병원이 주관하는 행사였지만 농협에서 후원을 했던 것으로 기억한다. 병원은 좋은 일 해서 좋고 농협으로서는 결국 진료 봉사의 혜택을 보는 사람들이 농민들이니 서로가 좋은 일이었다. 정형외과에서도 누군가 가기는 가야 했고 나는 울릉도를 한 번도 가 본 적이 없어서 겸사겸사 지원을 했었다.

쾌속선을 타고 도착한 울릉도의 첫인상도 사실 내가 생각했던 것처럼 자연경관이 수려한 그런 곳이라기보다는 소란스럽고 복잡한 섬으로 보였다. 배가 닿는 부둣가의 모습은 그랬다. 처음에는 실망을 했지만 낮에는 정신없이 진료를 하고 짬짬이 울릉도의 볼만한 곳을 돌아보고 나니 역시 오기를 잘했다는 생각이 들 정도로 경관도 수려했다. 게다가 저녁이면 진료하느라 고생했다고 농협에서 베풀어주는 회식을 하느라 무척 분주하고 즐거운 일정이었다. 울릉도 한우의 맛도 좋았지만 함께 간 농협중앙회의 간부 분께서 어찌나 분위기를 잘 잡는지 시간 가는 줄 모르고 보냈었다. 농협 간부님은 내게 나중에 개업을 하게 되면 연락 달라고, 대출 잘 해 주겠다고도 농담도 잘 하시는 아주 다정다감하고 흥이 많은 분이셨다. 그 때는 별 생각을 안 했었는데 그러고 보니 그분은 아내와 동행을 하셨던 것이 특이했었다. 봉사활동에 부부 동반이니 말이다.

그렇게 즐거운 봉사활동을 한 지 반년이 지났을까? 농협 간부님의 아내 되는 분에게서 연락이 왔다. 내가 찍어서 보내 준 사진의 원판 필름을 가지고 있느냐고. 어리둥절했는데 자초지종은 이러했다. 울릉도행 배가 포항에서 출발을 했던가? 워낙 오래전 일이라 기억이 아련한데 어쨌든 항구에서 일회용 카메라를 샀었다. 지금이야 휴대전화기에 카메라 기능이 있지만 당시만 해도 일회용 카메라가 나름 요긴하게 쓰이던 시절이었다.

그렇게 구입한 카메라로 여러 사람 촬영을 했는데

한 번은 울릉도 해안가를 거닐다가 농협 간부님 부부를 바다를 배경으로 찍어준 것이다. 일회용 카메라로 찍는 것 가운데 의외로 좋은 사진이 나오고는 하는데 그 사진이 그랬던 것 같다. 두 분이 다정하게 밝게 웃고 찍혔다. 그런데 왜 원판 필름을 달라고 했을까? 부부가 울릉도에 동반한 이유는 워낙 바쁘게 살다보니 제대로 된 여행을 다녀온 적이 없었다고 한다. 신혼여행도 변변하게 다녀오지 못했다고 한다. 그러던 차에 무슨 바람이 불었는지 울릉도 출장을 가는데 함께 가자고 해서 따라나선 것이었다고 한다. 그야말로 평생 제대로 된 여행이라고는 처음이었는데 그 여행 이후 6개월 만에 갑자기 폐암으로 세상을 떠나셨다고 한다. 그것 참. 전혀 전구 증상도 없이 잘 있다가 우연하게 폐암이 발견되고 갑작스럽게 그렇게 세상을 떠나셨다고 한다.

사모님께서는 정신없이 장례를 치르고 나서 정리를 하다 보니 유일하게 여행가서 찍은 제대로 된 사진이 바로 그 일회용 카메라로 찍은 사진이더라는 것이다. 그래서 그 사진의 원 필름으로 확대 사진을 갖고 싶으셨던 것인데 아뿔싸! 일회용 카메라 필름을 누가 보관하겠는가. 너무도 안타까운 일

흔히 하는 소리지만
사람은 정말 자기의
운명을 모르는 것이다.
천년만년 살 것 같지만
누가 알겠는가?

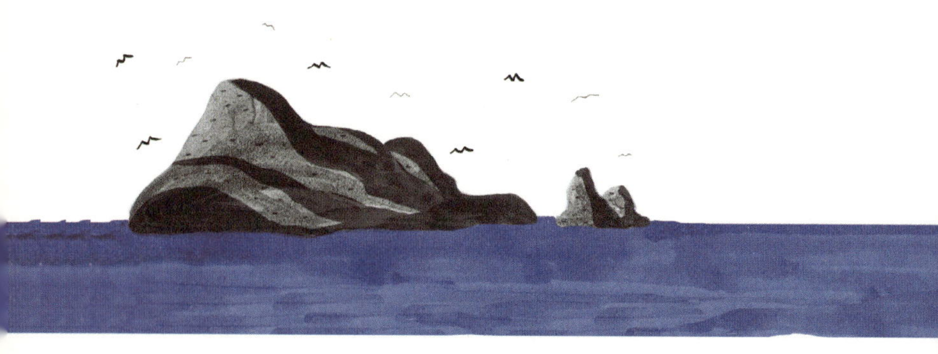

이 아닐 수 없었다. 누구나 간혹 경험하는 일로서 얼마 전까지 멀쩡하던 사람이 어느 날 갑자기 먼 곳으로 가버렸다는 소식을 듣는 경우가 있다. 얼마 전에도 불과 한 달 전에 나하고 점심을 함께 하면서 본인이 속한 단체의 앞날을 걱정하며 내게 이런저런 부탁을 하던 분이 있었는데 갑자기 폐암으로 사망했다는 소식을 들었다. 나이도 나하고 동갑인가 그럴 정도로 젊은 분이신데. 다들 할 일이 많기에 본인의 폐암 치료에 적극적이지 못했다는 말도 들었다.

흔히 하는 소리지만 사람은 정말 자기의 운명을 모르는 것이다. 천년만년 살 것 같지만 누가 알겠는가? 암 환자를 매일 접하는 나는 늘 그런 생각을 한다. 암선고를 받기 전에는 인생의 계획이 가득했을 텐데 어쨌거나 이제 완전히 계획을 물리거나 아니면 잠시라도 내려놓아야 한다는 것을 이 환자는 어떻게 받아들일까 하고.

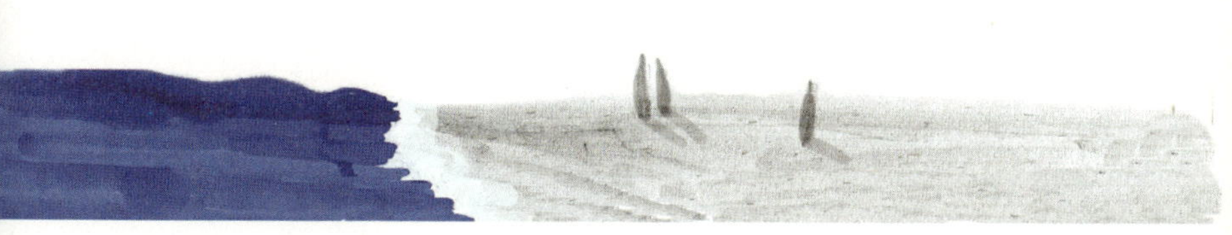

억지 같지만 나는 미래는 없다는 생각으로 오늘을 열심히 살자는 말을 한다. 함부로 살자는 말이 아니라 매일 매일을 소중하게 살자는 말이고 올지 안 올지도 모르는 미래를 위해 오늘을 희생하지 말라고 말한다. 내가 만나 본 수많은 환자들을 봐도 미래가 확실하게 보장된 그런 사람은 없었다. 정작 나도 그렇게 못 살면서 그렇게 말을 하곤 한다.

.11

항암치료 안 하면 안 되나?

최근에는 항암치료 이후의 후유증을

관리하는 방식을 잘 알고 있기에

항암치료로 인한 사고가 드물게

발생하지만 그래도 항암치료는

그 자체로 위험할 수 있다.

본문

중에서

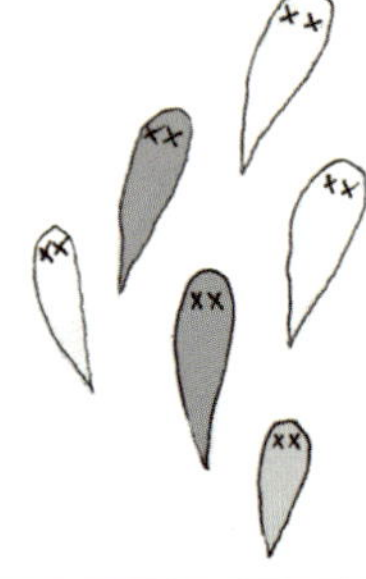

항암치료 안 하면 안 되나?

항암치료는 꼭 해야 하는가? 이런 질문을 자주 받는다. 특히 고령의 환자에게서는 그렇다. 암을 치료하는 방법은 크게 세 가지로 생각할 수 있다. 첫째는 수술이고 둘째는 항암치료이며 셋째가 방사선 치료다, 수술은 종양이 발생한 부위를 제거하는 것이고 항암치료는 종양 그 자체의 치료도 치료지만 혹시 종양이 국소 부위를 넘어서 또 다른 곳으로 가 있을지 모르는 전이 세포를 공략하는 데 목적이 있다고 할 수 있다. 방사선 치료도 국소 부위의 종양 제거 방식이라 일종의 수술에 준하는 개념이라고 봐야 한다. 가끔 암 진단을 받고 수술을 하러 들어갔는데 손을 못 대고 나왔다고 하는 말을 들어 본 적이 있을 것이다. 이는 국소 부위를 제거하려고 했으나 이미 너무 넓은 범위에 걸쳐서 종양이 있어서 국소 절제가 불가능했다는 것을 의미하는 것이다.

최근에는 항암 치료 이후의 후유증을 관리하는 방식을 잘 알고 있기에 항암치료로 인한 사고가 발생하는 경우가 드물지만 그래도 항암치료는 그 자체로 위험할 수 있다.

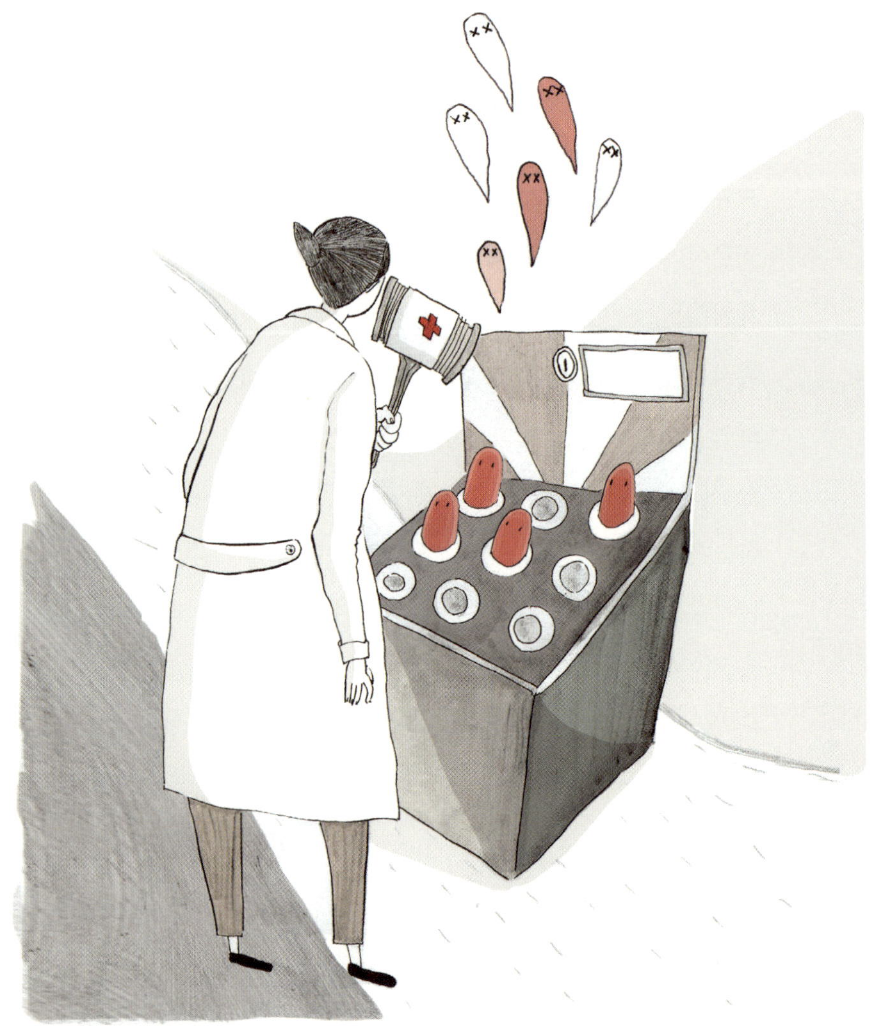

자, 그렇다면 항암치료는 어떤 의미일까? 만일 어떤 암이 있는데 그 암이 국소 부위에만 있었고 수술로서 깨끗하게 절제했다는 확신이 있으면 그 환자는 더 이상의 치료가 필요 없을 것이다. 그런 경우가 위암과 같은 경우인데 위암 진단을 받은 환자를 세밀하게 조사하고 수술 시에 주변 임파 조직을 떼어서 검사했더니 암 조직이 주변에는 없다고 확신한다면 그 환자는 수술로서 치료를 종결할 수 있다. 왜냐하면 위암은 임파선으로 전이하기 때문에 주변 임파 조직에 암이 없었다면 전이가 되지 않았다는 것을 의미하기 때문이다. 그런데 정형외과 영역의 종양들은 임파선으로 전이를 하지 않고 대개 혈액을 통해 전이하기 때문에 전이 여부를 확인할 방법이 없고 따라서 골육종에서는 대부분 다 항암치료를 하는 것이다.

그렇다면 뼈나 근육에 생기는 암은 모두 항암치료를 하는가? 그렇지 않다. 기본적으로 항암치료는 전이의 가능성이 높을 때 하는 것인데 암이라고 해도 수준이 낮은 암들이 있다. 일명 저등급의 악성 종양이라고 하는 것들이 그런 종류인데 이런 경우에는 굳이 항암치료를 하지 않는다. 또 저등급의 의미는 암의 분화가 빠르지 않다는 것인데 분화가 빠르지 않으면 항암제가 유효하지 않기도 한다. 이것이 저등급의 암에서 항암치료를 하지 않는 이유라고 할 수 있다.

항암치료의 원리는 무엇일까? 간혹 표적 치료라고 하는 항암치료 방법이 소개되고는 있지만 아직은 항암치료가 암세포만을 선택적으로 공격하게 할 수 있는 경우는 거의 없다. 정형외과 암 중에서는 전무하다고 해도 된다. 적절한 표현은 아닌 것 같은데 뭐라고 할까? 한마디로 항암치료는 무척 무식한 방식의 치료라고 말할 수 있다. 암세포라는 것을 일반 세포와 달리 미쳐서 날뛰는 놈이라고 보고, 체내에서 그런 식으로 행동하는 세포는 일단 가리지 않고 죽이는 것이 항암치료의 방식이라고 보면 된다. 진압군이 어떤 지역에 들어갔는데 가능하면 테러분자만 선택적으로 색출하면 좋으련만 외관상 그것이 불가능하다고 한다면 일단은 의심스러운 행동을 하는 사람들은 무조건 테러분자로 보고 잡아들일 수 있듯이 항암치료의 원리도 비슷한 것이다.

이런 식으로 진압을 하다보면 자연스레 민간인 희생자가 발생할 수 있듯이 항암치료도 무식하게 비선택적으로 세포들을 죽이다보니 정상세포들의 희생도 발생하게 된다. 그래서 탈모가 되고 혈액세포들이 고갈되는 일이 벌어지는 것이다. 머리카락과 혈액을 만드는 세포가 가장 암세포와 유사한 정도의 활동력을 보이기 때문이다. 그런데 그렇게 약효를 세게 해야 하나? 오래 전 영화인데 폭력배를 소재로 다룬 유명한 영화가 있었다. 영화의 한 장면에서 주인공이 친구에게 말하기를 누군가 도전을 해 오면 다시는 고개를 들지 못할 정도로 죽도록 패줘야 하지 적당히 패면 오히려 반감을 갖고 나중에 대든다고 했다. 항암 치료도 비슷하다. 환자가 견딜 수 있는 최대의 한도 내에서 다시는 고개를 들지 못할 정도의 고강도로 약물을 주입하는 것이다. 그러니 항암치료 한 번에 환자들이 죽을 지경이라고 하는 것이다. 실제로 상당히 위험한 상황에 몰릴 수도 있다. 최근에는 항암치료 이후의 후유증을 관리하는 방식을 잘 알고 있기에 항암치료로 인한 사고가 발생하는 경우가 드물지만 아무리 그래도 항암치료는 그 자체로 위험할 수 밖에 없다.

한 10년 전인가 보다. 내 환자 가운데 50대의 환자분인데 항암치료 도중에 고열이 나고 결국 폐혈증에 빠져서 목

숨을 잃은 적이 있었다. 정말 속수무책이었다. 무서운 속도로 환자의 면역성이 저하되더니 급속도로 상태가 나빠지는데 돌이킬 수가 없었다. 원인을 찾아내는 도중에도 환자의 상태는 저 멀리 앞서 가고 있는 것이다. 결국 항암치료 도중에 생명을 잃은 경우였는데 아마 지금도 이런 경우가 없다고 할 수는 없을 것이다. 체력이 약한 연세가 많은 분들도 요즘은 적극적으로 항암치료를 하기 때문에 있을 수 있는 일이다. 부작용 때문에 항암제의 용량을 줄이는 방법도 있다. 하지만 이게 또 용량을 줄이게 되면 앞서 이야기한 것처럼 최대의 용량이 들어가야 효과가 있다는 원칙에서 벗어나기 때문에 그 또한 난망한 일이다. 언젠가 정말 그 언젠가 암세포만을 죽이는 표적 치료가 성공하기를 기대는 하지만 인간의 몸이 그렇게 단순하지가 않고 암세포 또한 그리 만만치 않은 놈들이기에 쉽지는 않을 것이다.

내게는 고모님이 한 분 계셨다. 암 투병 끝에 1년 전에 돌아가셨는데 고모님의 장례식 날 사촌 형님이 하시는 말씀이 "의사들 너무하더라. 기력도 없는 암 걸린 노인이 살면 얼마나 산다고 그 독한 항암치료를 그렇게 강권하니 말이다."라고. 고모님은 뇌에 악성 종양이 발생했는데 항암치료를 하다가 어느 날 의식을 잃고 중환자실에 계시다가 돌아가셨다. 가족의 입장에서는 차라리 항암치료를 하지 않고 계시면서 고향에서 가족들과 더 많은 시간을 함께하고 돌아가시는 것이 나았지 않냐는 것이다. 맞는 말이다. 이런 경우에는 맞는 말이지만 늘 그렇지 않다는 것에 문제가 있고 또 한편으로는 치료를 하지 않고 고통 없이 평안하게 돌아가신다는 보장이 없다는 것이 문제다. 그러니 의료진의 입장에서는 객관적인 치료를 권하게 되는데 요즘은 나 또한 가족들의 의사를 존중해서 환자 맞춤형으로 결정을 하고 있다. 의사들끼리 이야기할 때는 적극적으로 치료를 안 하는 경우 나중에 법적인 문제가 있을 수 있음을 염려하곤 하는데 내 경험상으로는 충분한 대화를 하게 되면 그런 문제는 많이 줄일 수 있다고 생각한다. 아무튼 암 치료 하는 의사들은 정말 고민이 많을 수밖에 없다. 이놈의 암. 정말 괴물이다.

.12

의사도 결국 나약한 인간일 뿐이다

— 암 전문의 박종훈 교수의 고백 —

사람들은 내게 말하기를 보람 있는 직업을 가져서

좋지 않냐고 하는데 그럴 때 마다 하는 말이 있다.

보람보다는 무기력하고 괴로운 상황이

훨씬 더 많음에 행복하지 않다고 말이다.

본문
중에서

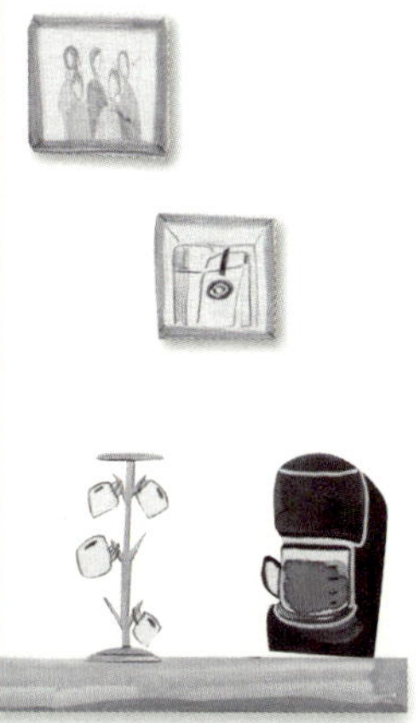

의사도 결국 나약한 인간일 뿐이다

복도에서 만난 흉부외과 후배 교수가 흉선암에 걸린 자기 환자 이야기를 하면서 겨드랑이에 전이된 암을 제거해 줄 수 있겠냐고 하기에 보고 연락을 주겠다고 했다. 병실로 찾아가서 진찰을 하는데, 오 마이 갓! 겨드랑이에 주먹만 하고 돌덩이처럼 단단한 종양이 움직임도 없이 굳건하게 자리를 잡고 있는 것이다. 꼼짝을 안 한다는 의미는 종양이 너무 커서 주변 조직과 간극이 없다는 뜻인데 이런 경우는 수술이 정말 어렵다. 피부를 절개하고 들어갔을 때 종양과 정상 조직 사이에 손이나 기구가 들어갈 틈이 있어야 수술이 원활한데 그렇지 못할 것이 분명한데 대개 이런 종양은 영양분을 공급 받기 위해 혈관이 아주 잘 발달되어 있어서 그야말로 칼이 들어가는 곳곳마다 지혈도 어려운 출혈이 지속적으로 퐁퐁 솟구칠 가능성이 높은 것이다. 게다가 종양 인근의 정상 조직이 제거해도 상관없는 그저 그런 조직이라면 시간을 지체하지 않고 과감하게 자르고 들어가겠는데 겨드랑이 앞쪽은 팔로 가는 신경과 혈관이 집중되어 있는 곳이라 잘못 건드리는 경우 그야말로 대형 사고로 이어진다. 어쩐지 간곡하게 수술을 부탁하더라니. 난감한 노릇인데 못하겠다고 하기도 이미 난처한 상황이다. 종양이 얼마나 크고 강하게 자리 잡고 있는지 환자의 팔은 이미 기능을 상실한 듯 감각도 근육능력도 없다. 이런 경우 정말 고민스럽다.

최종 치료가 끝나서 결과가 좋을 때까지 음식을 먹다가도 화장실에서도 종종 머릿속에서 떠나지 않고 맴돌게 된다. 꿈에서도 나타나고 때로는 고민하다가 잠에서 깨기도 한다. 꾀를 좀 낸다고 한 것이 종양을 조금이라도 줄여서 수술이 가능한 상태로 만들어 볼까 하고 영상의학과에 의뢰해서 종양으로 가는 혈관을 막아볼까 했더니 그도 결과가 신통치 않았다. 환자의 통증이 심해서 자세가 제대로 나오지 않아 여의치 않다고 한다. 팔 저림 때문에 환자는 회진 때마다 고통을 호소하는데 수술할 엄두는 나지 않고 속수무책이었다.

한편 외관상으로는 팔을 제외하고는 비교적 건강한 편인데도 담당했던 의사들의 소견으로는 남은 잔여 수명이 3~6개월 정도라고 하니 이러지도 못하고 저러지도 못하는 진퇴양난의 상황이다. 이럴 때 정말 곤혹스러운 것이 과연 어떤 치료가 환자에게 이로울 것인가 하는 고민이다. 수술을 해? 고통을 줄일 수 있을지 몰라도 수술 자체가 대형 사고를 일으킬 수 있는데? 수술 도중에 잘못해서 큰 혈관을 건드려서 분수처럼 피가 솟는 상상을 하면 아찔하다. 불과 1~2분 안에 사망할 수 있는 폭탄과 같은 상황은 겪어 보지 않은 사람은 그 두려움을 알지 못한다. 그러니 최소한 1~2년이라도 산다는 보장만 있어도 도전해 보겠는데 얼마 남지 않았다고 하니 선뜻 수술하자고 하기도 어렵다.

내과에서 약물 치료로 일단 통증을 완화시키고 환자의 체력을 회복하고 난 후 수술을 고민해 보라고 하기에 환자분께 설명하고 일단은 소나기를 피한다는 심정으로 내과로 전과를 했다. 그렇게 하고도 매일 회진을 했는데 다행히 종양의 크기도 약간 줄고 통증도 다소 완화된 듯 좋아진 것 같다고 한다. 그러고 보니 잘하면 종양과 주변 조직과의 사이에 유격이 생겨서 수술을 할 만도 해 보였다. 조금만 더, 조금만 더 하면서 언젠가 수술은 해야 한다는 고민을 안고서 며칠을 보냈는데 갑자기 어느 순간부터 약물 치료 효과로 인해 일어나 앉지를 못할 정도로 체력이 떨어지는 것이다. 내과로 전과했으니까 매일 회진을 가지 않아도 상관은 없는 일이지만 수술을 해 주지 못한 미안함 때문에 매일 방문해서 살펴보곤 했다. 그러던 어느 날 환자가 자리에 없는 것이다. 통증 때문에 혼자서는 화장실도 못 가는 분인데 어디 갔을까? 다른 병실로 옮기셨나? 하는 생각에 간호사보고 환자분 어디로 옮겼냐고 물어보니 새벽에 갑자기 호흡곤란으로 운명하셨단다. 순간 뒤통수를 한 대 맞은 듯 멍해졌다. 아. 드디어 갔구나. 팔이 저리고 아프다고 그렇게 하소연했건만 나는 내 일을 제대로 안 한 것은 아닌가 싶고 내가 무능한 것은 아닌가 싶었다.

사람들은 내게 말하기를 보람 있는 직업을 가져서 좋지 않냐고 하는데 그럴 때마다 하는 말이 있다. 보람보다는 무기력하고 괴로운 상황이 훨씬 더 많음에 행복하지 않다고 말이다. 죄송하고 미안하고 이루 말할 수 없는 자괴감이 드는 와중에도 나도 사람인지라 해결할 수 없는 숙제가 사라져서인지 정말 곤혹스러운 것이 과연 어떤 치료가 환자에게 이로울 것인가 하는 고민이다. 수술을 해? 고통을 줄일 수 있을지 몰라도 수술 자체가 대형 사고를 일으킬 수 있는데?

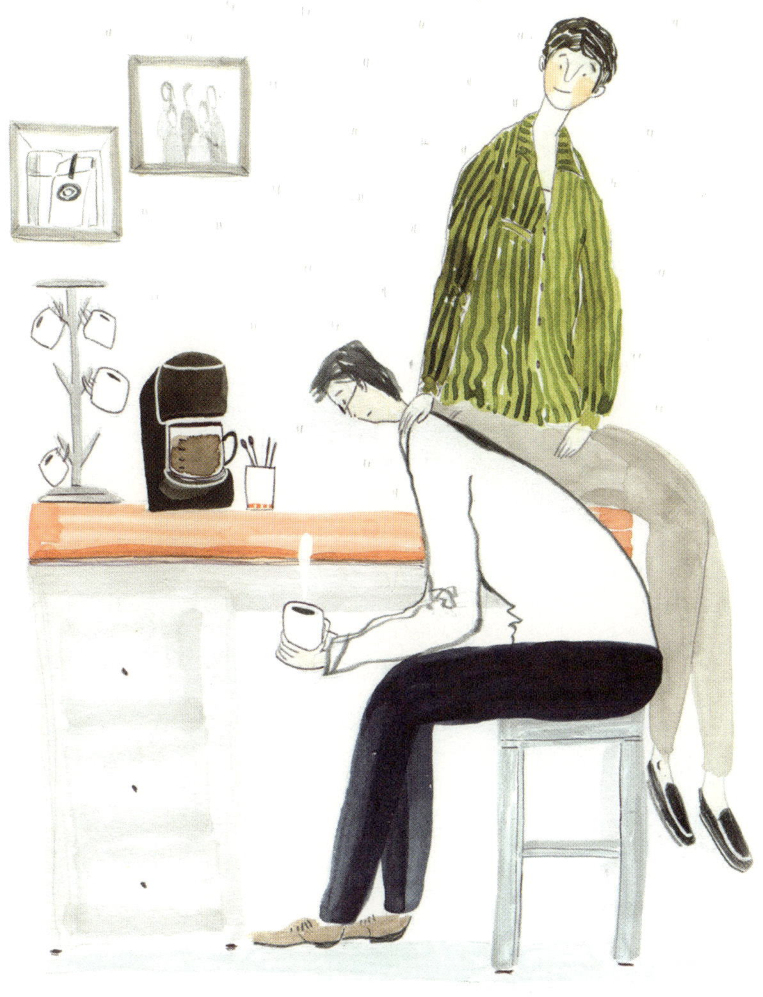

솔직히 홀가분한 느낌도 없지 않았다. 이건 또 무슨 벼락 맞을 생각인가? 환자가 죽었는데 그 순간 이제 골머리 아픈 환자가 없어졌다는 생각에 안도하는 내 모습을 보면서 스스로 어찌나 혼란스러운지 모르겠다. 참 나쁜 인간의 모습이다. 아마 오랜 투병 생활을 하는 환자로 인해 힘들었던 가족의 마음이 이럴까? 돌아가신 분을 생각하면 정말 해서는 안 되는 말이지만 나도 모르게 그런 마음이 드는걸 어쩌랴. 자신의 이런 밑바닥 모습을 보게 되는 이 직업이 무슨 보람 있는 직업이라고 할 수 있을까 싶다.

"정말 죄송합니다. 못나서 감히 수술을 못 했습니다."

13.

참 신기한 것, 인연

멀고 먼 몽골의 시골 마을의 아이를
우연히 만나기도 쉽지 않은 인연인데
대한민국에 와서 내게 치료를 받으니
이 얼마나 신기한 일인가 싶다.
외국인 환자들을 진료하면서
오래전에 잊고 있었던 의사의 역할에
대해 새삼 깨닫곤 한다. 국경을 넘어선
인연이 내게는 너무도 소중한 것이다.

본문
중에서

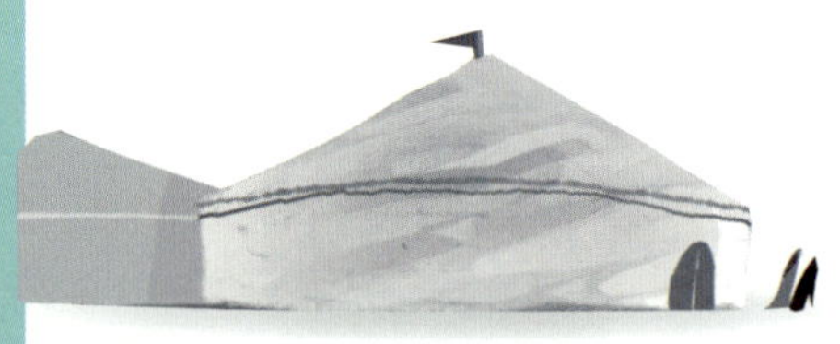

참 신기한것, 인연

언제부터인지 외국인 환자들이 하나둘씩 우리 병원에도 나타나기 시작했다. 불과 수년 전만 해도 남의 나라 이야기처럼 여겨지던 일들인데 현실이 되기 시작했다. 아마 2008년 이후부터로 기억되는데, 아무것도 모르면서 외국인 환자 유치를 활성화시키기 위한 정부나 민간 단체의 활동에 무작정 따라다니던 일들이 기억난다. 미국, 싱가폴, 중국 등등 여러 나라를 다니면서 뭔가 돌파구를 찾으려고 부단히 노력했었다. 막막하기도 하고 과연 이게 될까 하는 의구심도 많이 들었었다. 몇 년 전 다른 병원의 관계자들과 함께 러시아의 블라디보스토크에 갔을 때는 정말 난감했다. 우리 병원만 개별 통역사를 동반하지 않아서 남들이 열심히 환자 유치를 위해 현지 관계자들을 만날 때 나와 우리 직원은 우두커니 있다가 잔뜩 열 받아서 시내 구경만 하고 온 적도 있었다. 그렇게 따라 다닌 보람이 있기는 했었는지 지금은 꽤 많은 몽골과 러시아 환자들이 우리 병원에 온다. 불과 몇 년 사이에 급성장을 하고 있다.

내가 처음 치료한 외국인 환자는 13살의 여자아이인 델게르무릉이다. 몽골의 수도인 울란바토르에서도 한참을 가야 하는 시골 마을의 아이라고 한다. 몽골 하면 떠오르는 초원이 있고 목축을 하는 그런 마을이라고 한다. 어릴 적부터 허리가 아파서 제대로 학교도 다니지 못했다고 한다. 체격은 왜소하고 척추는 측만 되어 있었다. 처음에는 척추측만증인가 했는데 자세히 진찰을 해 보니 척추측만증이 원인이 아니라 척추뼈 요추 3번째에 통증을 심하게 일으키는 종양이 있는 것이었다. 드물지만 우리나라에서도 진단이 어려워서 고생하는 그런 경우였다. 이 종양만 제거하면 언제 그랬냐는 듯이 통증도 사라지고 척추측만도 해결될 아이였던 것인데 몽골에서는 진단이 되지 못해서 한국까지 온 것이다. 생각해보면 참 희한한 일이다. 멀고 먼 몽골의 시골 마을의 아이를 우연히 만나기도 쉽지 않은 인연인데 대한민국에 와서 내게 치료를 받으니 이 얼마나 신기한 일인가 싶다. 정말 신기한 일이다. 몽골 환자들의 특징은 반드시 가족들이 함께 온다는 것이다. 때로는 한 환자에 서너 명이 오기도 하는데 이 아이의 경우는 부모가 다 와서 간병을 했다. 우리 같으면 대개 엄마나 할머니가 간병을 하고 아버지는 직장에 다니느라 간혹 병원에 들르는데 가족애가 강한 나라라서 그런지 몽골 환자들은 가족들이 오는 경우가 많다. 몽골 환자들은 불편할 텐데도 비용 문제 때문에 꼭 다인실을 원한다. 병실에 부모가 다 있기는 불가능해서 어찌하나 보니까 아버지는 병원 밖에서도 자고 때로는 병원의 대기실에서도 자는 것 같았다. 그래도 피곤한 표정도 없고 의료진과 마주치면 늘 환하게 웃는 모습이었다. 수술한 날, 물 한 모금 먹으려고 하지 않는 아이를 부모는 안타깝게 바라보면서 어쩔 줄을 모르더니만 며칠이 지나서 아이가 생기를 찾으니까 그렇게 좋아할 수가 없었다. 부모가 종일 아이에게 매달려서 아이의 건강만을 챙기는 것이다. 아이가 먹을 만한 것을 구해오는 것은 아빠의 몫인가 보다. 어디서 산 음식인지 가지고 온 음식인지 몽골의 음식을 아이에게 먹이느라 늘 지극정성이다. 우리에게는 아련한 가족애가 몽골 환자에게는 아직도 남아 있는 것이다. 병실에서는 한국인 할머니 환자들이 이 아이 가족을 너무도 좋아했다. 회진 때면 할머니들이 아이의 상태에 대해 한마디씩 거든다. 통역이 없어도 아이의 상태는 파악할 수 있을 정도다. 병원에 몽골 환자들이 많다보니 회진 때 몽골어 통역사가 없는 경우는 한국어를 잘하는 이웃 병실의 몽골 가족들이 도와주기도 하는데 이 아이는 그렇게 하지 않아도 한 방의 다른 환자들이 다 설명을 해 주니 환자 진료에 전혀 어려움이 없을 정도다. 퇴원을 앞두고 하루는 아이가 내게 "감사합니다."라는 말을 하는데 한국 사람의 발음과 아주 유사해서 놀랐다. 외국인들이 한국어를 구사할 때의 특이한 말투가 없는 것이 몽골인들이다. 언어 체계가 유사해서 그런가 한국어를 배우면 마치 오랫동안 한국에 살았던 사람처럼 우리말을 잘한다. 아마 지금은 몽골의 초원에서 학교 잘 다니고 말도 타지 싶다. 평생 기억에 남을 소중한 체험이였다.

두 번째 몽골 환자는 엉덩이에 수박만 한 혹을 달고 있는 소소르바람이라는 아주머니다. 겉모습은 60이 훨씬 넘어 보이는데 나이는 56세밖에 안 된다고 한다. 몽골서 1차 수술을 받았는데 1개월 만에 악화돼서 한국에 온 경우다. 조직검사 결과 악성 종양으로 진단돼서 몇 차례 항암치료를 하고 수술을 했는데 정말 큰 수술이 이었다. 엉덩이 근육의 상당 부분을 함께 드러내는 수술이었다. 그야말로 엉덩이가 반쪽이 되고 말았다. 소소르바람 환자는 딸이 간병을 했는데 24시간 환자의 곁을 지키는 아주 착한 딸이었다. 딸의 나이도 얼추 20대 후반이나 30대 초반으로 보였는데 수개월 동안 엄마의 곁을 잠시도 떠나지 않았다. 처음 이 환자를 만났을 때 종양이 하도 커서 과연 수술이 잘될까 하는 걱정을 많이 했었다. 한쪽 엉덩이의 거의 대부분을 차지하니 어휴, 수술 앞두고 몇 주 전부터 스트레스가 이만저만이 아니었다. 수술 전 항암치료 기간에도 회진 시간이면 환자는 늘 웃음으로 나를 반겼다. 항암제 효과 때문에 누워 있기도 힘들 텐데 회진 때면 기어코 일어나 앉아 있으려고 한다. 말이 안 통해도 내가 하는 말이 어떤 뜻인지를 마치 아는 듯할 때도 있다. 정말 신기한 것은 한 번은 간호사가 소소르바람에게 뭐라고 한참을 이야기하기에 병원 통역사가 곁에 있나하고 보니까 그것도 아닌데 그러고 있는 것이다. 간호사보고 몽골어를 할 줄 아냐고 하니까 모른다면서 그냥 한국말로 말해도 알아듣는 것 같다는 것이다. 알아듣기는 뭘 알아듣나 싶은데 그도 아닌 것이 간호사의 행동을 보고 대충은 무엇을 의미하는지 아는 것 같았다. 몇 달을 한국 병원에 있어서인지 병원 생활에 전혀 불편함이 없다고 한다. 최소한 6개월에 한 번은 진료를 받아야 한다는 말을 듣고 몽골로 돌아갔는데 잘 지내고 있는지 모르겠다.

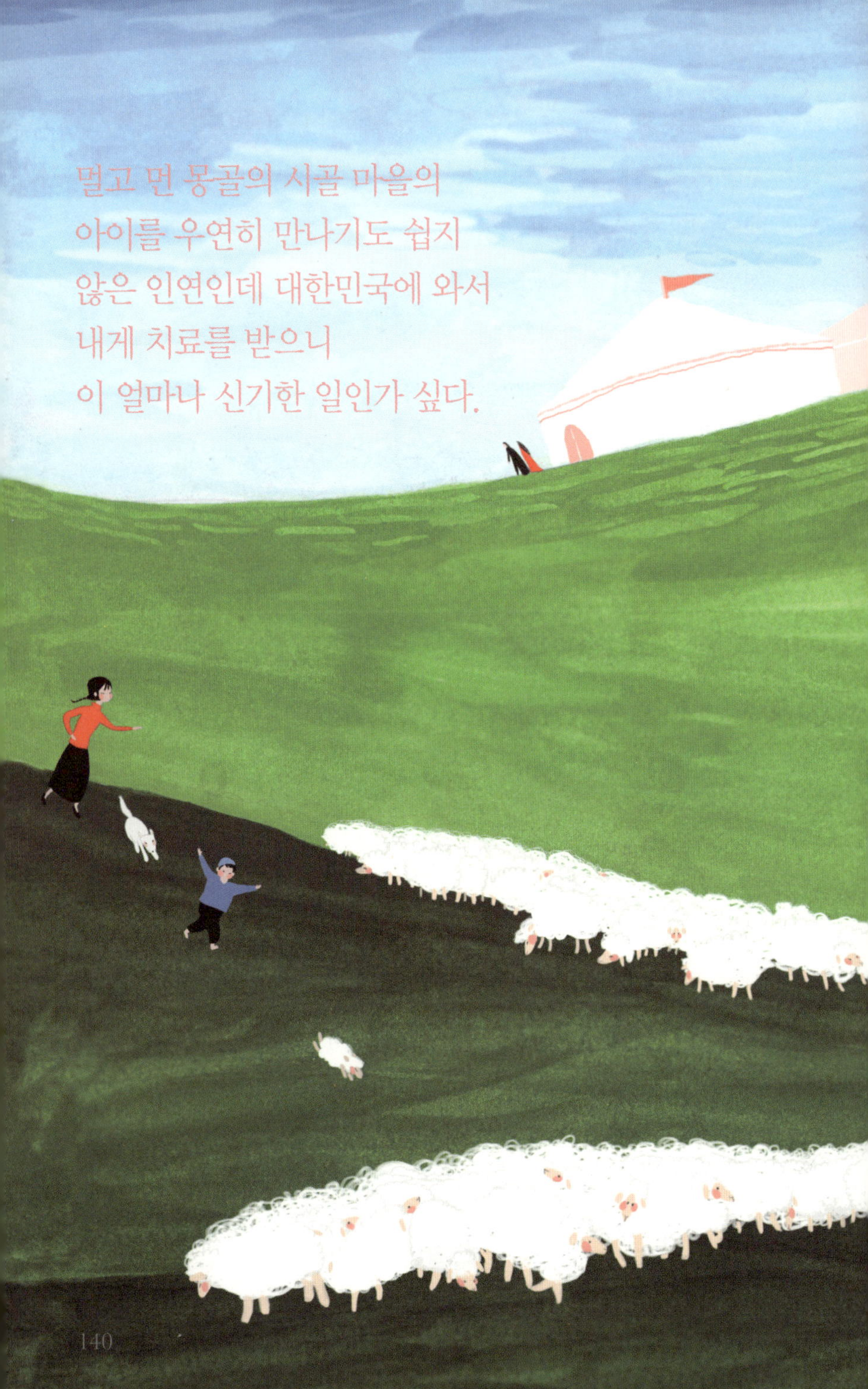

멀고 먼 몽골의 시골 마을의
아이를 우연히 만나기도 쉽지
않은 인연인데 대한민국에 와서
내게 치료를 받으니
이 얼마나 신기한 일인가 싶다.

그리고 세 번째 환자는 러시아 사람인 세르게이다. 팔꿈치에 악성 종양이 생겨서 러시아서 진단을 받고 가방 하나 달랑 들고 한국을 찾았다. 가져온 조직 검사용 슬라이드를 다시 분석한 결과 러시아 진단보다도 더 나쁜 진단을 받았다. 통역을 통해 설명을 하고 뼈를 포함해서 근육까지 종양 주변을 광범위하게 제거 하고 골반뼈에서 뼈를 떼어서 잘라낸 뼈를 보강했다. 당연히 엄청 아팠을 것이다. 아무리 무통 주사라는 것을 제공한다고 해도 개인차가 있는데 이런 수술의 경우는 통증이 심할 것이 분명했다. 아니나 다를까. 체격이 커다란 건장한 20대 청년인 세르게이는 수술 직후 내게 알아듣지 못할 말로 통증을 호소했다. 통역을 통해 들은 말에 의하면 머리가 깨질 정도로 아프고 뼈를 뗀 골반이 너무 아파서 움직이지 못하겠다는 것이다. 2~3일만 견디면 괜찮아 질 것이라고 말하고 간호사에게는 통증 조절에 만전을 기하라고 했는데 보통 안쓰러운 상황이 아니다. 몽골 환자처럼 가족이 곁에 있다면 외국이지만 안정이 될 텐데 혼자 오는 것이 러시아 환자들의 특징이다. 아마 러시아 문화가 그런 것도 있을 것이고 경비 때문일 수도 있다. 이틀을 꼼짝을 못하고 병원서 제공하는 음식도 먹지 못하고 끙끙거리고 회진 때면 마치 제발 살려달라는 듯 애처롭게 나를 쳐다보았다. 거의 울기 직전이다. 침대 머리맡에 있는 러시아 말로 쓰인 몇 가지의 러시아 음식들도 손도 안 댄 것 같다. 무척 힘든 수술을 했으니 영양보충도 잘해야 할 텐데 단출하게 우유에 시리얼만 먹으니 어찌나 안됐는지 모른다. 서양식 식단이 제공되니까 원하면 말하라고 해도 괜찮다고만 하더니 다행히 젊어서 그런지 대개의 한국 환자들보다 확실히 잘 견디고 회복도 빨랐다. 수술 후 4일 만에 혼자서 화장실에 다니고 조직 검사 결과가 나오기까지 병원에 입원하지 않고 조기 퇴원을 원했다. 입원비 문제가 가장 컸다. 통역사를 통해 설명을 할 때면 세세하게 듣고 싶어 하고 질문도 잘하는데 수술 후에 소견서를 써 줄 테니 항암치료는 러시아에 가서 하라고 권하니까 러시아에서는 제대로 된 진료를 받을 수 없다면서 계속 한국에서 치료를 받을 것이란다.

그것 참. 항암치료는 정말 힘든데 가족도 없이 어떻게 견딜지 걱정이다. 세르게이를 수술할 때도 인연에 대한 생각을 또 했었다. 한국이 어디 있는지도 몰랐을 러시아 환자가 자신의 생명을 담보로 하는 수술을 내게 받는다는 것은 정말 뭐라 설명할 수 없는 감동이다. 그래서인지 외국인 환자들과는 묘하고도 강한 교감이 있다.

얼마 전에는 외상으로 다리뼈가 산산 조각난 몽골 환자가 반 깁스한 채로 병원에 왔다. 다치자마자 한국행을 택한 것이다. 불행하게도 몽골이나 러시아의 의료는 그리 좋지 않다. 공산주의를 겪은 나라들의 공통된 문제다. 이런저런 이유로 한국에 찾아오는 외국인 환자들 가운데 나는 우리보다 경제적인 여건이 좋지 않은 몽골이나 러시아 환자를 치료하면서 우리나라 환자들에게서 느끼지 못한 의사로서의 책임감을 더욱 강하게 느끼곤 한다.

사람들은 외국인 환자들이 돈이 많아서 한국에 오는 걸로 오해를 한다. 그런 환자도 있겠지만 한국을 찾는 몽골과 러시아 환자들의 상당수는 아주 부유해서 온 것이 아니라 선택의 여지 없이 자국의 의료가 열악해서 무리해서 오는 경우가 많다. 너무도 낯선 나라. 전에는 한 번도 와 본 적이 없는 한국에 오로지 치료를 위해 온 것이다. 관광과 달리 치료를 위해 한국 병원에 온 경우는 고생이 이만저만이 아닐 것이다.

델게르무릉도 소소르바람이나 세르게이도 한국인들 사이에 섞여서 다인실에서 치료를 받았다. 이 과정 속에서 나는 한국인들의 또 다른 면을 보았다. 병실에 외국인이 있으면 불편함 점때문에 싫어할 줄 알았는데 지금껏 경험을 보면 대부분의 한국인 환자들은 같은 병실의 외국인 환자를 도와주려고 신경을 많이 쓴다. 보통 오지랖이 아니다. 회진하는 내게 환자의 일거수일투족을 설명한다. 아마도 외국인 환자들은 의료진뿐 아니라 한국인 환자들에게서도 좋은 인상을 받고 돌아갈 것이다.

입버릇처럼 아! '의사란 직업을 몇 살까지 해야 하나'라고 말하곤 했는데 외국인 환자들을 진료하면서 자주 잊어버리곤 하는 진정한 의사의 역할에 대해 새삼 깨닫곤 한다. 이러니 국경을 넘어선 인연이 내게는 너무도 소중한 것이다.

14.

가슴이 아프다

희한하게도 전이 종양이 발생했던

바로 그 뼈만 빠른 속도로 위아래를 모조리

갉아먹고 있었다.

아마도 암세포가 내가 자신을 건드린 것에 대해

분노했으리라.

본문

중에서

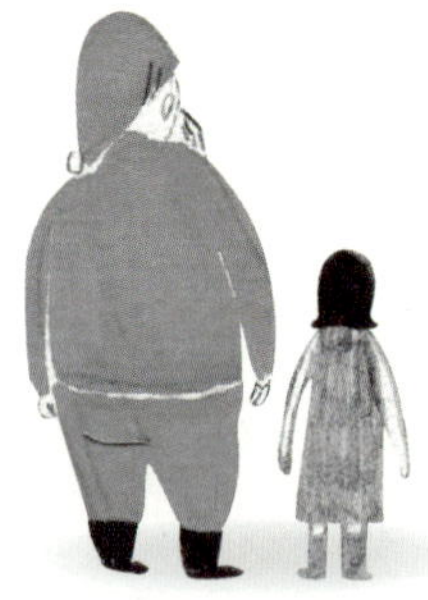

가슴이 아프다

강우연씨는 말투부터가 아주 순박해 보이는 분이다. 고향이 어디인지는 물어보지 않았지만 드라마에서 시골 사람으로 나오는 배우들이 아주 흔히 쓰는 그런 사투리를 쓴다. 무릎 위 허벅지가 아파서 동네 병원에 갔더니 X-ray를 찍어보고는 큰 병원 가라고 했다고 해서 왔다고 한다. 심각할 수 있는 상황이라고 말을 했는지 환자와 아내 되는 분의 모습은 초조한 기색이 역력하다. 처음 진료실에서 만난 인상은 법 없이도 살 사람이라는 표현에 딱 맞는 그런 분이었다. X-ray를 보니, 음, 역시 심상치가 않다. 허벅지 안쪽의 대퇴골이라는 가장 큰 뼈의 아랫부분이 사과를 한 입 베어 문 것처럼 사라지고 없었다. 어디엔가 있을 암이 전이되었겠지. 입원을 하고 추가 검사를 하고 수술을 들어갔다. 수술실에서 낸 조직 검사는 역시나 전이성 종양이라고 했다. 눈에 띄는 대로 종양을 떼어내고 골 시멘트라는 것으로 결손된 부분을 채워 넣고 기계를 삽입하고 나왔다. 말수가 적은 분이라 그동안 어느 정도 아팠는지를 표현하지 않아서 몰랐는데 수술 한 다음날부터 수술 전 보다 훨씬 아프지 않다고 하는 걸로 봐서 병원에 오기 전까지 무척 괴로웠을 것 같다. 간호사들에게 물어보니 거의 불평을 하지 않는 환자라고 한다. 아프면 아픈 대로 병원에서 제공하는 치료에 만족하는 분.

최종 검사 결과는 간암으로 나왔다. 간암이 뼈로 전이되고 골절이 임박할 정도의 경우라면 대개 1~2년을 살기 어렵다고 본다. 항암치료를 위해 내과로 전과를 하고는 불과 한두 달이나 지났을까? 내과에서 연락이 오기를 수술 부위를 봐달라는 것이다. 환자분이 너무 아파한다고. 그럴리가? 한 2년은 잘 쓸 수 있을 텐데? 라고 생각하고 환자를 보니, 헉, 정말 그야말로 애들 말대로 헉이다. 이 환자의 암은 아주 독종이 분명하다. 희한하게도 전이 종양이 발생했던 바로 그 뼈만 빠른 속도로 위아래를 모조리 갉아먹고 있었다. 다른 곳은 공략하지 않고 바로 그 뼈만 말이다. 아마도 암세포가 내가 자신을 건드린 것에 대해 분노했으리라. 대퇴골의 전 범위에 걸쳐서 뼈가 사라졌다. MRI를 찍어보니 대퇴골을 모두 감싸고 종양이 포진

세상 모든 사람들이 새해의 소원을 비는 그런
시기에 이 분은 홀로 먼 곳으로 떠나야만 한다.
무척 가슴 아픈 성탄절이다.

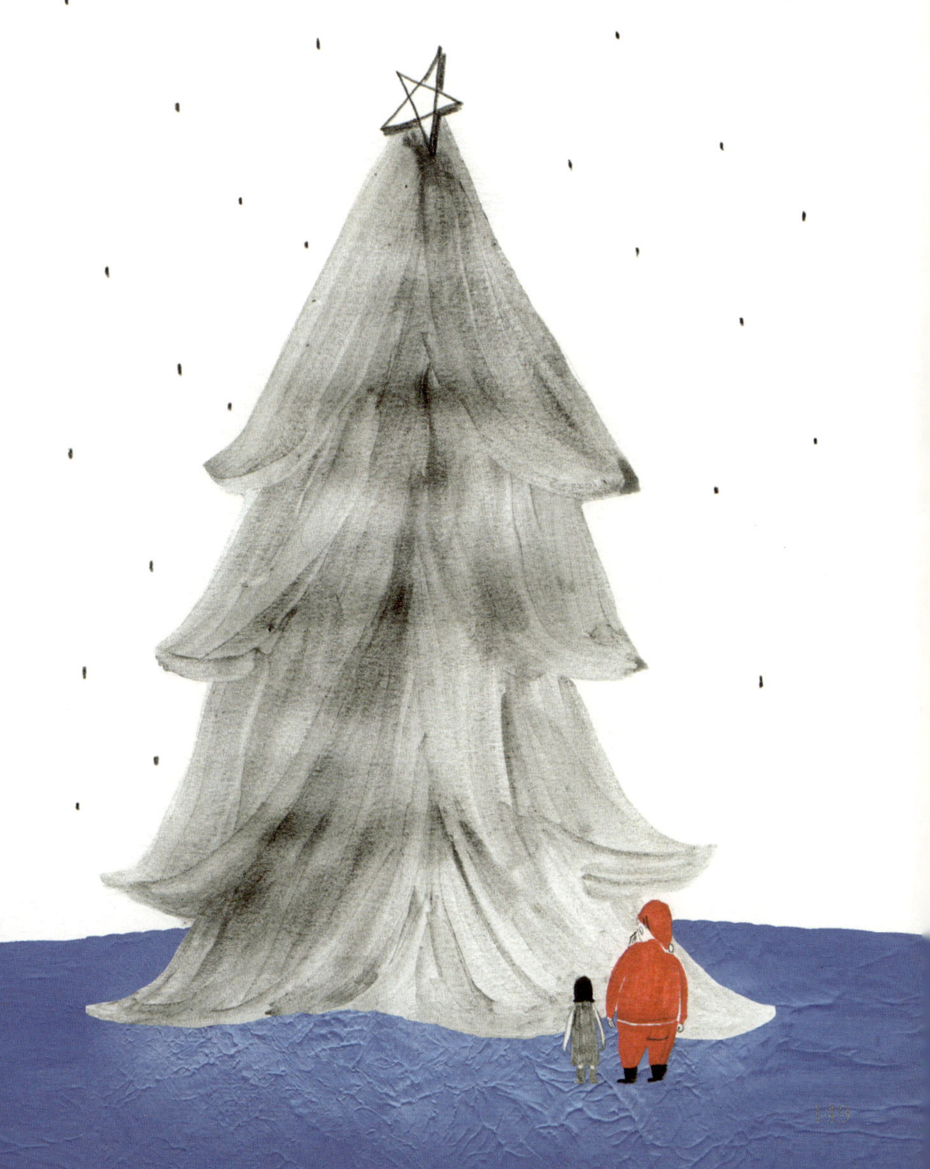

하고 있었다. 마치, 봤지? 하는 그런 모양새다. 잠을 못 잔다고 한다. 아마도 오래 살기는 어려울 테지만 그래도 환자분이 너무 고통스러워 하니 골반에서부터 다리를 절단하는 고관절 이단술을 했다. 내가 가장 싫어하는 수술의 하나인데 피할 수가 없었다. 참 미안한 상황인데도 불구하고 환자분이나 보호자는 감사하다고 말한다. 2주 후에 실밥을 풀기로 했는데, 그때 의족을 맞추겠다고 하길래 속으로는 '얼마 못 살텐데, 공연히 돈만 낭비하는 것일 수 있는데'라고 생각했지만 차마 그 말은 못하고 그렇게 하시라고 했다. 한 두 번 차고 걸었나 싶은데 기력도 없고 수술 부위가 아직은 부드러워서 인지 힘들다면서 나중에 하시겠다고 했다. 다시 시작된 항암치료. 내과 소속이라서 매일 가보지는 않았지만 종종 내 회진을 돌다가 들러보면 늘 반갑게 그리고 희망적으로 말을 한다. 기력이 좋아졌다고도 하고 입맛이 돌아온다고도 하고, 통증이 없어서 한결 살 것 같다고도 하고... 그랬었다.

성탄절날. 며칠 전에 수술한 환자를 보러 병동에 가느라 승강기 앞에 서있었다. 옆에 검사를 받으러 침대째 내려가는 환자가 있길래 무심코 보았는데 그분이다. 얼굴에 산소마

스크를 쓰고 있어서 정확하게 알아보기 어려웠지만 직감이라는 것이 있어서 자세히 보니 그렇다. 나를 알아보고는 손짓을 하면서 "참 힘드네요."라고 한다. 아. 아마 폐에 암이 가득할 것이다. 아마도 오늘이나 내일을 못 넘기실 안색이다. 한 번도 제대로 차고 걸어보지도 못한 의족만 덩그러니 병실 침대 옆에 놓여있다. 얼굴은 이미 기운이 다 빠져나가고 어디론가 멀리 떠날 채비를 하는 사람의 바로 그 모습이다. 지독한 암이다. 이런 녀석들이 제일 골치다. 오랜 시간 환자를 떠날듯 떠날듯 하면서 곁에 들러 붙어서 괴롭히는 녀석 말이다.

이제 올해도 며칠 남지 않았는데 이분은 올해 제야의 종소리를 들을 수 있을려나. 세상 모든 사람들이 새해의 소원을 비는 그런 시기에 이 분은 홀로 먼 곳으로 떠나야만 한다. 무척 가슴 아픈 성탄절이다.

.15

삶과 죽음의 기로에서

— 암 전문의 박종훈 교수의 고백 —

원하지 않는데 떠나야만 하는 사람들이

가는 길을 수시로 지켜봐야만 하는

나의 직업이 오늘은 왜 이리 얄궂게

느껴지는지 모르겠다

본문

중에서

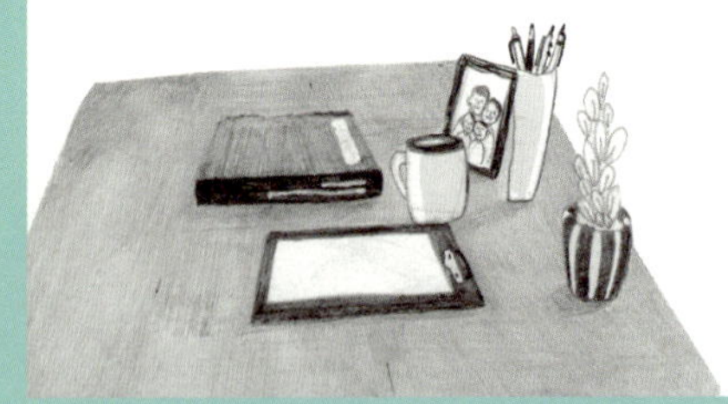

삶과 죽음의 기로에서

창밖으로 보이는 세상 날씨가 너무도 화창하다. 나만 빼고 세상 사람들 모두 산으로 들로 놀러 갔을 것만 같은 어느 봄날. 이런 날은 가만히 앉아서 창밖만 바라보기엔 너무도 햇살과 바람이 아깝다. 이런저런 할 일도 있고 전날 수술한 환자도 볼 겸 휴일인데도 병원에 나왔다.

항암치료 시작한 이제 두 살이 갓 넘은 아이가 나를 보고 반갑게 웃는다. "괜찮아?"라고 물으니 대답은 않고 고개만 살그머니 끄덕인다. 내가 한 질문을 알아듣기나 할까 싶은 어린 아이. 그 아이의 파리한 손등과 팔목에 꽂혀져 있는 링거 줄들이 마치 동아줄처럼 굵게만 보인다.

다음 방에는 전날 오른팔을 송두리째 잃어버린 아이가 누워있다. 이제 나이가 한 대여섯 살이나 되었나? 아이 곁에는 뜬 눈으로 밤을 지새운 듯한 부모와 할머니가 계신다. 내가 직접 수술한 건 아니지만 그래도 위안이 될까하고 아이가 잘 견디느냐고 물어보니 부모들은 대답 대신 나보고 연신 고개를 조아리며 수고하셨다고만 한다. 난 수고한 것이 없는데 민망하다. 아이는 칭얼거리기만 한다. 아마도 자기의 한 팔이 없어졌음을 모르리라.

내 방에 돌아와 앉자마자 전화벨이 울린다. 내 환자 가운데 벌써 거의 반년 정도를 가망 없이 누워있던 환자가 상태가 매우 안 좋다는 내용이다. 이제 나이 서른 갓 넘었는데. 결국 절망적인 상황에서 임종을 위해 집 근처 병원으로 옮기기로 한 것이다. 정말 끔찍한 병이었다. 온몸에 골육종이라는 악마와 같은 종양이 뒤덮는 병. 사지 어느 한 군데에 생기는 골육종이 다발성으로 동시에 나타난 경우를 책에서만 봤었지 실제 접하고 보니 생각보다 훨씬 공포 수준의 병이라는 것을 실감케 해준 환자였다. 온몸에 생긴 종양의 모습보다 더 공포스러운 건 이 병이 치료를 무시한다는 점이었다. 사력을 다하는 의사와 환자를 비웃기라도 하듯 항암제가 아무런 효과도 없었고, 항암제를 사용하는 와중에도 꾸준하게 개의치 않고 커가는 종양을 지켜 볼 수밖에 없다는 것은 그야말로 마치 무기력한 상태에서 좀비 영화를 보는 것보다 훨씬 공포스러운 일이었다.

창밖을 내다보면 멀리서나마 떠나가는 앰뷸런스를 쳐다 볼 수 있을 텐데 보고 싶지가 않아 일부러 고개를 돌렸다. 너무 고통스럽고 힘들어 했으면서도 회진 때마다 늘 웃던 환자의 그 모습을 기억하니 무척이나 마음이 아리다. 그 환자를 위로하는 내 자신이 오히려 무기력하고 곤혹스러웠던 기억이 생생하다. 아무 것도 하고 싶지가 않아졌다.

햇살은 얄미울 정도로 눈부시게 화창하고 세상은 너무도 고요하다. 병동이라는 이 건물 안에서는 온갖 비극적인 일들이 벌어지는데 거리는 평온하다. 점심시간이라 사람들은 밥을 먹고 위장을 채우러 분주히 식당으로 향하고 있고, 병문안을 왔다가 가는 사람들로 엘리베이터와 주차장이 북적이고 있다. 세상 한 귀퉁이에서 그 누군가는 외롭게 떠날 채비를 하고 있지만 다른 쪽 세상은 그저 고요하고 평화로울 뿐이다. 환자 입장이라면 세상이 무척 원망스럽지 않을까?

어느 봄날. 이런 날은 가만히
앉아서 창밖만 바라보기엔 너무도
햇살과 바람이 아깝다.

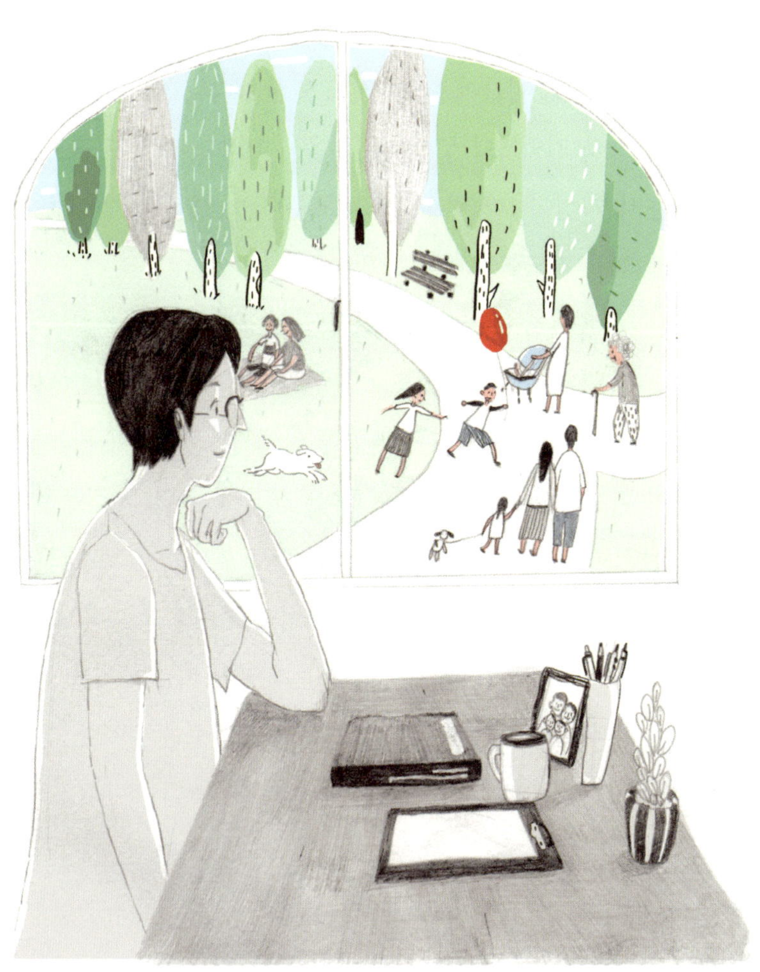

내가 없는 세상은 내게는 우주가 없어진 것과 같은 큰일이다. 내게는 그렇게 큰일이 벌어지고 있는데, 내가 믿고 살고 있던 세상은 너무도 자연스레 돌아가니 말이다. 자신이 사라진 세상에서 많은 사람들이 아직도 축제를 하고, 사랑을 하고, 행복할 걸 생각한다면 배신감을 느끼지 않을 사람이 누가 있겠는가.

하던 일을 그냥 덮었다. 오늘은 여기까지만 일하자. 집에 가니 아이들은 학원 숙제를 다 못해서 고전 중이다. 딴 세상 같다. 아이러니다. 마음이 울적하고 씁쓸할 따름이다. 하늘에 계신 전지전능하신 분의 뜻을 이해할 수가 없다. 왜 그러셨냐고 묻고 싶다. 꼭 오늘처럼 그렇게 하셨어야 했냐고 말이다. 왜 여러 사람 중 하필이면 그 사람을 골라서 그렇게 했어야 했냐고 따지고도 싶다.

사람은 언젠가 떠난다는 건 진리다. 오래 살다가 가는 것만이 최상이라고 할 수는 없을 것이다. 하지만 원 없이 남들처럼 살다가 가고 싶은 것이 평범한 인간의 욕심 아닐까? 원하지 않는데 떠나야만 하는 사람들이 가는 길을 수시로 지켜봐야만 하는 나의 직업이 오늘은 왜 이리 얄궂게 느껴지는지 모르겠다.

믿거나 말거나지만 사람은 사망 직후 최소 30분은 자기 주변에서 생긴 일들을 인지한다는 말을 들은 적이 있다. 마치 선 잠 상태 마냥 깊은 혼수상태에서 죽음으로 가는 것이다. 이것이 사실이라면... 불현듯 레지던트 시절, 중환자실에서 심폐소생술 하다가 사망 선고하고, 보호자 분 나가면 서둘러 철수하면서 철없이 떠들던 생각이 난다. 인턴 선생에게 김밥 사오라는 말을 제일 먼저 했었던 것 같다. 지금 생각해보면 소름끼치게 미안할 따름이다.

삶과 죽음의 기로에 선 사람들을 많이 볼 수밖에 없는 직업. 그래서 그런지 때론 극단적인 감정에 젖어 나도 모르게 무심코 환자와 보호자에게 상처 주는 말을 하곤 한다. 좀 더 친절하고 다정하게 대했어야 했는데. 병원 이미지를 위해서 모든 이에게 친절해야 한다는 지시와는 상관이 없다. 그런 가식은 정말 의미가 없는 말이다. 아무리 환자가 줄을 서고 실력이 좋은 의료인이면 뭐하랴. 환자의 아픔과 고통을 헤아리기는커

녕, 따뜻한 말 한마디 할 줄 모르고, 가운을 입었다는 이유 하나로 온갖 건방을 떠는 보기 싫은 의사의 모습이 혹여 나의 모습은 아닐까 다시 한 번 돌아보게 된다. 걱정이 된다. 만약 그렇다면 정말 역겨운 일이다.

전혀 모르던 사람의 마지막 가는 길에 서 있을 수밖에 없는 나의 직업. 하지만 언젠가 나도 다른 사람들과 똑같이 마지막의 그 길을 가야 한다. 최소한 그때 내 곁에는 환자를 떠나보내면서 마음 아파하는 그런 따뜻한 의사가 서 있으면 좋겠다고 바랄 뿐이다.

.16

더 이상 해 줄 것이 없다는 소리를 어떻게 하지?

— 암 전문의 박종훈 교수의 고백 —

현장의 의사가 말기에 병원을 찾은 환자와

가족들에게 더 이상 해 줄 것이 없다고

말하는 것은 정말 쉽지 않은 일이다.

어떻게 그렇게 말을 하지?

본문

중에서

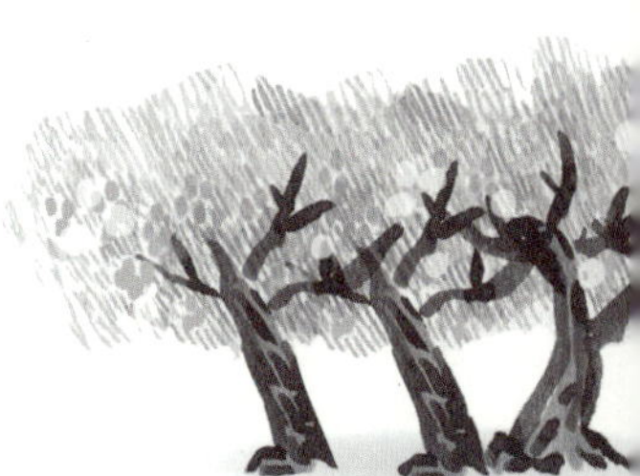

더 이상 해 줄 것이 없다는 소리를 어떻게 하지?

암 환자들은 의사로부터 더 이상 해줄 것이 없다는 소리를 듣는 경우가 있다. 말기 암 환자의 경우는 대부분 그렇다. 어떻게 의사가 환자에게 그런 말을 할 수 있을까? 라고 의아해 할지도 모른다. 흔한 일은 아니지만 우리나라에서는 더러 있는 일이다. 우리나라 병원은 죽음을 앞둔 말기 암 환자가 갈 곳이 없다. 체력이 온전할 때는 병원이 이것저것 하겠다고 환자를 받지만 정말 환자가 괴롭고 두려움에 떠는 말기에는 병원에서 내치는 것이다.

아이러니도 이런 아이러니가 없다. 모든 것이 수익과 직결되다 보니 병실만 차지하고 돈 되는 치료가 제공되지 않는 호스피스 활동은 병원 경영진들에게는 달갑지 않은 일인 것이다. 그렇다고 병원 경영진만을 나무랄 수도 없다. 적자를 보면서 운영하라고 떠미는 것도 어불성설이니 말이다. 수도 없는 노릇이니 말이다. 말기 암 환자에게 투자하지 않는 우리나라 의료시스템의 문제라고 할 것인데 이 또한 곰곰 생각해보면 이해할 수 있는 일이기도 하다. 그렇기는 하지만 그렇다고 해서 현장의 의사가 말기에 병원을 찾은 환자와 가족들에게 더 이상 해 줄 것이 없다고 말하는 것은 정말 쉽지 않은 일이다. 어떻게 그렇게 말을 하지?

'교수님, 저 1년 전에 교수님께 수술받은 이XX인데요, 병원에서 더 이상 해 줄 것이 없다고 하면서 앞으로 2~3개월 정도가 남은 시간이라고 해요. 저는 한 1년 만이라도 더 살았으면 싶은데 어떻게 방법이 없을까요?'라는 문자를 받았다. 종종 환자분들로부터 직접 문자를 받기는 하지만 이런 구체적인 문자는 또 처음이다. 당혹스럽다. 무슨 일이지? 어떤 환자였더라? 기억을 더듬어 본다. 차트를 다시 열어본다. 1년 전쯤 어깨에 발생한 신경섬유육종으로 수술을 한 40대 초반의 여자분이다. 수술하고 추가 항암 치료는 집에서 가까운 대학병원에서 받겠다고 해서 전원을 시켰던 분인데 안타깝게도 항암치료에 반응이 없었는지 폐로도 전이되고 수술 부위 근처에서 재발되었다고 한다. 항암치료를 하던 담당 의료진으로부터 여생이 얼마 되지 않는다는 진단과 앞으로 몇 주 안에 폐가 전부 잠식되어 자발적인 호흡이 어려워질 것이라는 설명을 들었다고 한다. 대놓고 이렇게 설명하는 의사도 대단하고 덤덤하게 내게 전달하는 환자도 대단하다. 병원이 달라진다고 치료 방법이 다를 것도 없을 테지만 일단은 내게 오라고 했다.

다음 날 일찌감치 나를 찾은 환자가 건네주는 영상 자료를 보니 암담하다. 어깨 수술 부위는 주먹만 한 혹이 있고 폐는 한쪽은 전부 그리고 또 한쪽은 1/2 정도가 암이 차지하고 있었다. 방사선 종양학과 교수님과 종양내과 교수님을 만나서 대책을 물어보니 다들 뾰족한 방법이 없다고 한다. 방사선 치료로 완치가 가능한 종양도 아니고 또 너무 광범위하다는 것이다. 항암치료는 지금껏 해 왔는데 새삼스레 다시 하기도 어렵고. 그렇다고 손 놓고 우리도 방법이 없으니 집으로 가라고 할 수도 없지 않는가? 그야말로 해줄 게 없다는 소리를 내가 하게 생겼다. 환자분과 상의하고 의료진들에게 다시 한 번 부탁을 해서 일단 방사선 치료를 하기로 했다. 치료를 시작한 지 한 일주일가량 되었을까? 퇴근해서 저녁 식사를 하고 있는데 병원에 계시냐는 문자가 환자로부터 왔다. 가슴이 철렁했다. 이틀

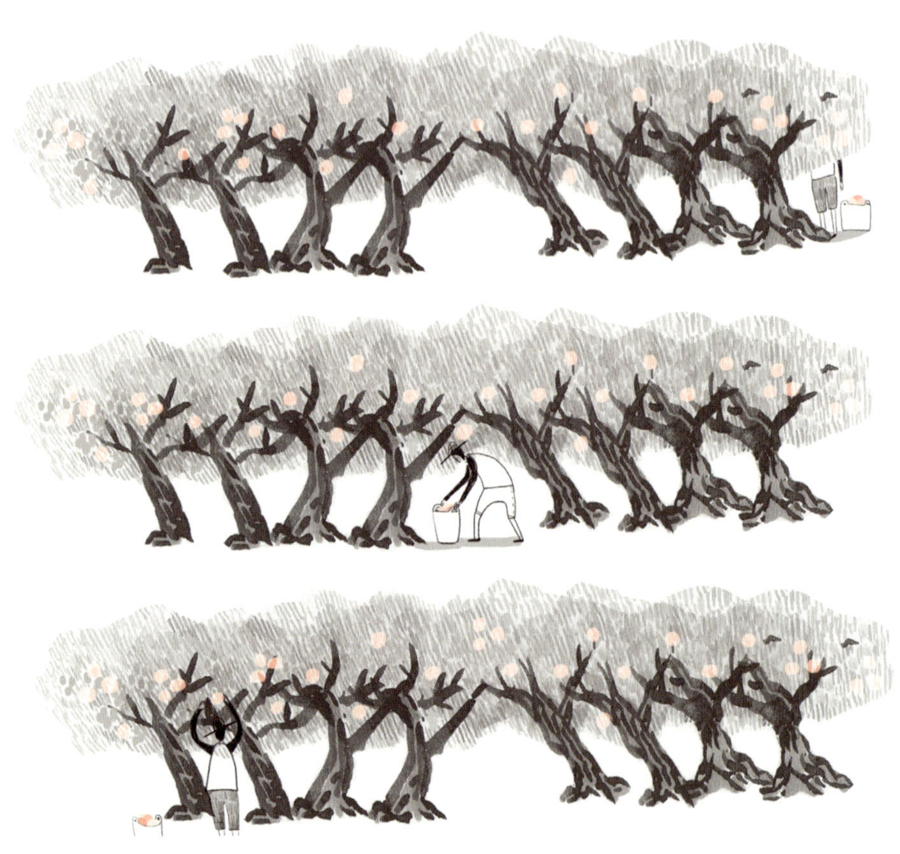

연일 열대야 때문에 온 나라가 들썩이는
와중에 가만 생각해보면 내년에
이 환자가 또 열대야를 경험할 수 있을지
걱정이다. 내년에 그 맛있는 복숭아를 또
얻어먹을 수 있었으면 좋겠다.

전까지 괜찮았는데 안 본 사이에 나빠진 걸까? 외부에 있는데 무슨 일이 있냐고 하니까 고향에서 아침에 딴 복숭아가 있는데 너무 달고 맛있어서 한 상자를 내게 주려고 들고 왔다면서 내 연구실 방 번호를 가르쳐주면 가져다 놓겠다는 것이다. 아이고.

늦은 밤에 병원으로 들어가서 환자를 만났다. 컨디션은 좋다고 한다. 아무리 그래도 말기 암 환자가 복숭아를 한 상자 들고 다닐 기력이 어디 있다고. 환자를 나무라면서도 고마운 마음에 그 밤에 복숭아 한 상자를 받아서 집에 들고 왔다. 아마 내 평생에 그렇게 달고 맛있는 복숭아는 처음 먹어 보지 싶다.

환자는 내 발자국 소리도 안다고 한다. 병실 문을 열고 들어가기도 전에 복도에서부터 느껴진다고 한다. 하루 종일 의료진을 기다리는 그 마음을 누가 알까? 그렇게 그럭저럭 한 달이 흘렀다.

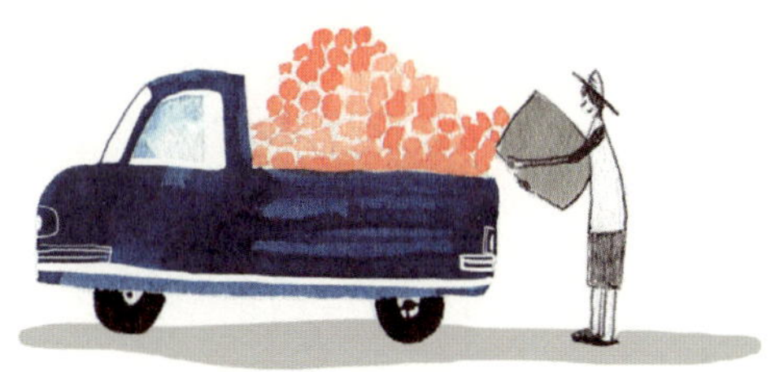

신기하게도 방사선 치료 후 재발한 부위의 암도 그렇고 폐에 있던 암도 약간 줄었다. 물론 완치를 바라기는 어렵겠지만 어깨에 만져지던 암이 많이 줄어든 것에 대해 환자는 엄청 고무된 모습이다. 이미 자발호흡이 불가능해질 것이라는 시기도 지나갔다. 예정대로라면 환자는 중환자실에서 인공호흡기에 의지해서 누워 있어야 한다. 그런데 환자는 입원하기 전보다 훨씬 쌩쌩해졌다. 환자 본인의 말로는 호흡도 편해졌다고 한다. 담당 간호사의 말도 컨디션은 좋다고 한다. 방사선 치료 후 지금은 먹는 항암제를 복용 중이다.

무척 더운 여름이다. 연일 괴롭다는 열대야 때문에 온 나라가 들썩이는 와중에 가만 생각해본다. 아무리 괴로워도 내년에 이 환자가 또 이 열대야를 겪을 수 있다면... 내년에 그 맛있는 복숭아를 또 얻어먹을 수 있다면 정말 좋겠다.

.17

열심히 살다 가는 것 아닐까

— 암 전문의 박종훈 교수의 고백 —

건강한 사람에게 계절은 내년에도

반드시 찾아오는 자연스러운 현상일 뿐인데

암 환자에게 계절은 다시는 볼 수 없는

마지막 계절일 수 있다. 그래서 그들에게는

매일 매일이 소중한 것이다.

본문
중에서

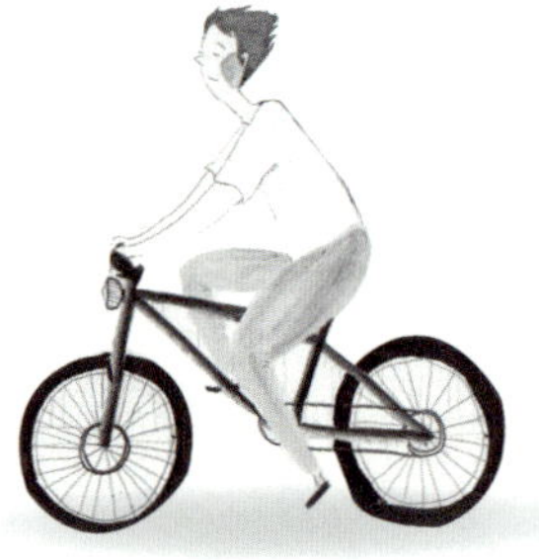

열심히 살다 가는 것 아닐까

전공이 전공인지라 환자들의 사지를 절단해야 하는 일들이 종종 있다. 치료를 위해서 할 수 밖에 없는 수술이지만 늘 미안하고 꺼림칙한 기분이 드는 것은 어쩔 수 없다.

그런데 어느 날 골반에서 사지를 절단하는 수술을 하다가 문득 "지금 잘라내고 있는 이 다리가 이 환자인가?"하는 의문이 든적이 있다. 그러고 보니 학생 때 언젠가 벤치에 앉아서 내 팔을 보면서 이 팔이 나인가? 라는 의문을 가졌던 기억이 난다. 수술 후 병실에서 만난 환자는 다리를 절단하기 전의 그 환자 그대로가 아니던가. 그러니 잘라낸 그 다리는 그 사람이라고 하기 어려운 것이다.

신체의 일부분을 얼마나 잘라내면 사람이 변할까? 아무리 잘라내도 변하지 않을 것이다. 쉽게 말해서 육체는 우리가 아닌 것이다. 그저 우리가 빌려 쓰고 있을 뿐. 외국인을 수술하면서 느끼는 것은 인간은 누가 만들었는지 정말 대단하다는 생각을 하게 된다. 외모는 달라도 1㎜의 피부만 째고 들어가서 만나는 근육이나 뼈, 신경, 혈관은 인종의 구분 없이 누구나 똑같더라는 것이다. 내 눈으로 직접 확인을 했으니 내가 느끼는 인간애는 남다를 수밖에 없다고 자부한다. 신분이 높건 낮건 많이 배우건 적게 배우건 간에 인간은 누구나 똑같다. 대통령의 간이 서울역 앞 노숙자의 간과 하나도 다를 것이 없고 모든 인간은 1초에 100만 개의 적혈구를 만들 수 있다는 것도 동일하다. 위대한 존재가 아닌가? 또 인간은 늘 건강한 상태를 유지하기 위해 개인적, 인류 전체적으로 노력을 한다. 개인적으로는 낡고 오래된 세포를 버리고 건강한 새 세포로 매일매일 갈아치우고 있으며 범인류적으로는 진화를 거듭하고 있는 것이다.

사실 정확하게 말하면 어제의 나는 이 세상에 존재하지 않는다. 모든 생명체가 그렇다. 어떤 세포가 바뀌었어도 분명히 바뀌었을 것이니 어제의 나와 똑같은 나는 이미 이 세상에 없는 것이다. 최적의 상태를 유지하려는 이러한 자연스러운 노력 가운데 종종 에러가 발생하고 그 에러의 일환으로 암이 생기는 것이다. 더 나아지려고 하는 과정에서 암이 유발될 수 있는 것이다. 태어난 순간에 가지고 있던 세포만 다면 암이 발생할 이유가 거의 없을 텐데 늘 새로운 세포로 재무장하고 건강하게 살려는 노력 때문에 암이 생기는 것이니 정말 아이러니가 아닐 수 없다.

오전 진료를 마치고 피곤한 몸을 끌고 점심을 먹으려고 식당에 앉았는데 문자가 하나 왔다. 몇 년 전에 수술한 환자인데 폐 전이가 심해서 불과 두세 달밖에 못 살 것 같다는 것이다. 내게 수술 받고 항암치료는 거주지 인근 병원으로 갔던 경우인데 그러면서 하는 말씀이 "1년만 더 살았으면 좋겠는데 방법이 없을까요?"라고. 가슴이 먹먹했다.

보통의 우리는 사계절을 무심하게 생각한다. 올 여름도 무지하게 덥겠구나. 올 겨울은 왜 이렇게 눈이 많이 오는 거야? 건강한 사람에게 계절은 내년에도 반드시 찾아오는 자연스러운 현상일 뿐인데 암 환자에게 계절은 다시는 볼 수 없는 마지막 계절일 수 있다. 그래서 그들에게는 매일 매일이 소중한 것이다. 아무리 좋은 재료로 만든 음식을 먹어도, 술 담배

나와 함께 암을 극복하려고 노력하다가 먼저 저세상으로 간 많은 나의 환자들에게 나는 늘 죄송한 마음으로 산다.

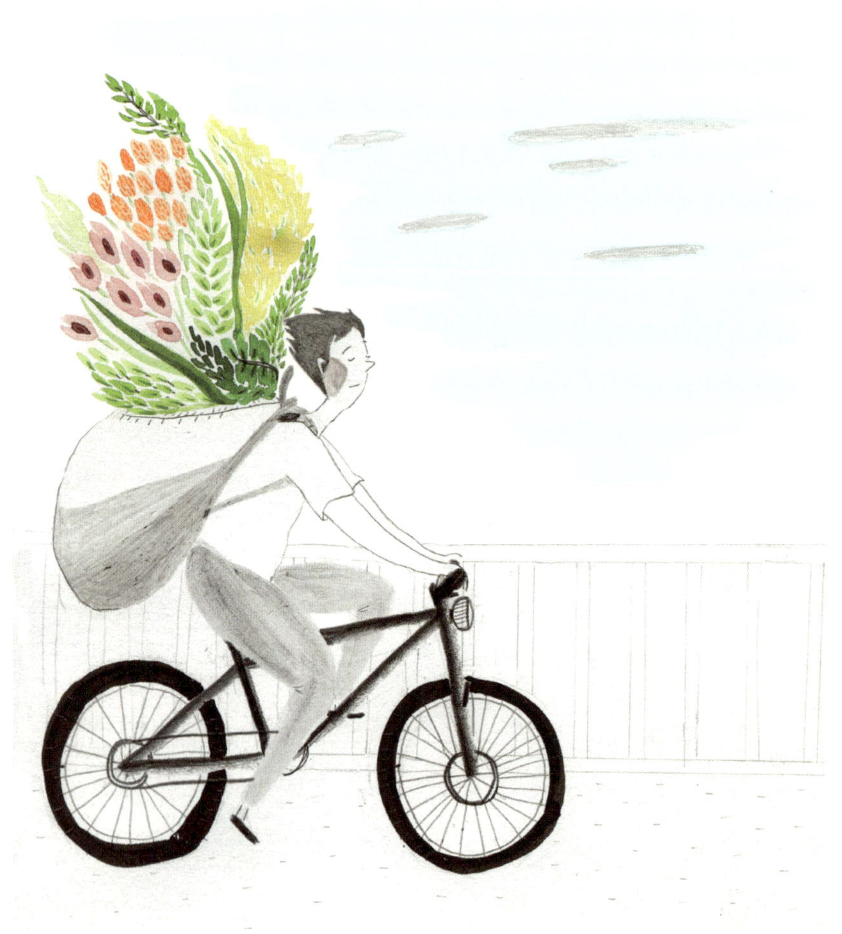

를 안 해도, 그리고 열심히 운동을 하고 살아도 암이 찾아오는 것은 어쩔 도리가 없다. 운명인 것이다. 열심히 노력하는 것은 맞지만, 또 그래야 하지만 힘 없는 인간이 할 수 있는 것은 하는 데까지 열심히 살다가 안 되면 운명으로 받아들일 수밖에 없다는 것을 나는 매일 보고 산다. 나와 함께 암을 극복하려고 노력하다가 먼저 저세상으로 간 많은 나의 환자들에게 나는 늘 죄송한 마음이다. 그리고 그들은 암을 극복하지 못한 분들이 아니라 단지 운이 없었을 뿐이라고 위로의 말씀을 드린다. 그것은 인간의 의지로 해결할 수 없는 영역이 있는 것이다. 그걸 받아들여야 한다. 인간은 위대하다. 정말 위대하다. 그리고 생명은 누구에게나 귀한 것이다.

서둘러 그 환자에게 답을 해주고 수저를 놓는다. 세상에서의 한끼 식사마저도 의미있고 소중한 그들에게 내가 의사로서 할 수 있는 일은 무엇인가 생각하다 보니 입맛이 없다. 조력자로서 부끄럽지 않을 만큼 최선을 다하며 그들을 치료하고 있다는 것, 그걸 고백하는 심정으로 창밖을 본다. 운명 앞에 나약할 수 밖에 없지만 정말 위대하고 귀한 나의 환자들에게 이 글들을 바치고 싶다.

암 전문의
박종훈 교수의
고백

당신 잘못이 아닙니다

저자 박종훈

1판 1쇄 인쇄 2014년 10월 30일
1판 1쇄 발행 2014년 11월 3일

펴낸곳 조윤커뮤니케이션
펴낸이 안혜경
편집장 최몽순
기획 김미경
일러스트 박로빈
디자인 편집디자인실 외곽

주소 서울시 종로구 자하문로 76-5
전화 02-730-8841
팩스 02-730-8814
출판등록 제2-3307호
등록일자 2001년 4월 13일

SBN 978-89-91216-72-3 03810

값 13,000원